精神科医はへき地医療で〝使いもの〟になるのか？

～私の転職奮闘記～

香山リカ
Kayama Rika

星和書店

挿画　永江小百合

精神科医はへき地医療で〝使いもの〟になるのか？

～私の転職奮闘記～

目次

はじめに

「先生、私は変わりないんだけどさ。ウチのお父さんね、タヌキに化かされたの」

「えっ、ダンナさんが⁉　タヌキってほんとに化かすんですか！」

「そうだよ。ウチの畑にタヌキがいて丸まって動かないから、ウチの人が〝具合悪いのかな〟と思ってスコップに乗せて山奥に置きに行ったのさ。そしたら、奥まで着いたところでスコップから飛び降りて、元気に走ってったんだって」

「えー、タクシーがわりに使われたの？」

「そうだよ。タヌキはそんなことばっかりするんだよ」

「アハハ、私も気をつけよう！」


語弊があるかもしれないが、幻想的な作風で知られるホルヘ・ルイス・ボルヘスの

『伝奇集』の中に入り込んだようだ。2022年の春から、日々がそんな感じですぎていく。診療しながら目を丸くしたり大笑いしたり忙しい。

さて、私はどこで「タヌキに化かされた」という話を聴いているのか。

それは、北海道むかわ町《ちょう》という小さな町のさらにその一角、穂別《ほべつ》という地区だ。私はいま、そこにあるむかわ町国民健康保険穂別診療所というところの常勤医をしているのである。

「そこにも精神科があるのですか」ときかれるが、それは違う。私の勤務先（以下、穂別診療所と呼ぶ）には精神科はないし、それどころかこの穂別診療所からいちばん近い精神科クリニックまでは70㎞ほども離れている。

ここに来るまでは、私は立教大学で教員として授業をしたり苦手な学科長業務に追われたり、東京の中心部・千代田区にあるクリニックの非常勤医として精神科臨床をしたりしていた。精神科医になってから35年、大学教員になってからも20年以上がたっていた。

それなのに私は、２０２２年４月から北海道の山奥にある「なんでも診ます」という診療所、行政の用語でいえば「へき地診療所」で働き始めたのだ。「なぜ」という疑問への答えはさておいて、まずは私の新しい職場や地域の話をちょっと聞いてもらいたい。

私のいまの職場、穂別診療所は有床のへき地診療所だ。正式な病床数は19で、常時10人ほどの入院患者がいる。病名は、肺炎、心不全、腰椎《ようつい》圧迫骨折などさまざま。時々、がんや腎不全の緩和ケアの人もいる。

むかわ町穂別がどこにあるのか、その位置の説明はちょっとむずかしい。むかわ町の前身の鵡川《むかわ》町は北海道の札幌《さっぽろ》市から南に下った太平洋岸の苫小牧《とまこまい》市の東側に位置するが、そこと合併した旧穂別町はそこから40㎞も離れた山奥に位置する。「むかわ町の診療所？　海が近くていいね」と言われることもあるが、海に近い旧鵡川町まで出かける機会はまずない。

「へき地」という単語を使うと「差別用語だ」と非難してくる人がいるのだが、「へき地」や「へき地診療所」は先にも述べたように行政用語であり、穂別診療所も、行政が定める「へき地診療所」なのである。その定義にはこうある。

「へき地診療所を設置しようとする場所を中心として、おおむね半径4km^2の区域内に他の医療機関がなく、その区域内の人口が原則として人口1，000人以上であり、かつ診療所の設置予定地から最寄りの医療機関まで通常の交通機関を利用して30分以上要するものであること。」

私はこれを見て「ハハハ」と笑う。穂別診療所がカバーする地区の人口は約2千人強だからそこは正しいのだが、他の医療機関など半径4㎞どころか約40㎞圏内にひとつもない。総合病院も民間のクリニックも一切ない。言うまでもないが、整形外科も小児科も精神科もまったくない。設備の整った病院のある都市部（当地の近隣なら苫小牧市や千歳《ちとせ》市）までは60㎞以上あり、当診療所から救急車で向かっても1時間以上かかる。

ないのは診療所だけではない。はじめて訪れたとき思わず「うわあ、映画のセットみたい！」と言ってしまったほど小ぢんまりした市街地を一歩出ると、畑か牧草地、あるいは山道となり、40kmから60km離れた隣町まで、家電量販店も映画館もファミレスもユニクロも、いやスーパーすらない。地区内にも23時には閉まる小さなコンビニこそあるがラーメン屋もカフェもなく、わずかにある飲食店もほとんどがランチ営業のみで、夜に利用したいときはあらかじめ電話で頼んでおかなければならないのだ。

さて、穂別の「何もない自慢」はこれくらいにして、診療所の話に戻ろう。医師は、ベテラン総合診療医（といっても私より年下だが）の所長と私のふたり。診療所のホームページにはこうある。

「年齢、性別、科を問わず診る〝総合診療〟体制で診療しています。また、入院治療、訪問診療、訪問看護、保育所や学校の検診、福祉施設の回診、予防接種活動など、地域に密着した医療活動を行っています。行政の保健福祉部門と同じ屋根の下で共に働き、連携し、〝地域包括ケア〟を実践しています。

健康や病気に関するどんなことでも、まずはご相談ください。」

これはハッタリでもなんでもなく、穂別に住む老若男女は、発熱、頭痛、腹痛、高血圧や糖尿病はもちろん、転倒などによるケガ、虫刺されに火傷《やけど》に切り傷、子どもの嘔吐《おうと》やじんましんなど、とにかくどんなことでもまずは当診療所にやって来る。いわゆるプライマリ・ケアは何でもやります、ということだ。

救急車での搬送も受けているが、交通事故による高エネルギー外傷などでは救急隊から連絡を受けて医師の判断でまっすぐ都市部の病院に向かってもらうこともある。それに加えてここ数年は新型コロナウイルス感染症が当地でも流行し、外来、病棟、そしてコロナ検査の人が車内で待つ裏の駐車場を行ったり来たりでけっこう忙しい。

ただ、「木造2階建てでギシギシきしむ階段があり、白い洗面器で手洗いをする」といった私がイメージしていたへき地の診療所とはまったく違い、建物はモダンな建築で広々していて小ぎれいだ。CTやエコー、内視鏡などの設備もひと通りあり、OT（作業療法士）にPT（理学療法士）、管理栄養士などスタッフもそろっている。総合診療の分野で研鑽《けんさん》を積んだ所長は、初期研修医や専攻医を切れ目なく受け入れて教育し、毎週2回の早朝のオンライン研修で知識のアップデートを続け、医療水準は全体的にけっこう高いと思う。

では、そこで私は何をしているのだろう。それがいちばんの問題だ。

本当なら、「全科に対応できるプライマリ・ケア医として働いてるんですよ」と胸を張って言いたい。でも、言えない。なにせ大学を卒業してから35年、臨床は精神科でしかやってこなかったのだ。実は、２０１７年からは週1回、母校の総合診療科で外来研修をしたり、２０２０年からは日本プライマリ・ケア連合学会の総合医育成プログラムに参加したり、ひそかにへき地診療医になる準備はしてきた。とはいえ、基本はやっぱり精神科医だ。

私はいま、日々、自分にふたつの問いを突きつけながら働いている。

ひとつは、「私は何科の医者なの?」という問い、そしてもうひとつは「プライマリ・ケアの場面で、私のような精神科医はどれくらい〝使いもの〟になるの?」という問いだ。

その問いへの応答についてはこれからゆっくり述べていきたいが、ふたつめの問いに対しての現時点での答えは、「〝使いもの〟になるときはなる。ただし、その場面はけっこう限られている」となるだろうか。もちろん、それは私自身の知識やスキルの乏しさによるものとも言えるが、「ああ、あれもできない。これもできない。精神科医って実は〝使いもの〟にならないんじゃないか？」と心の中でイライラする場面もけっこう多い。

たとえば、この診療所に来て私は、「マダニの取り方」のスキルを覚えた。北海道にはマダニが多くおり、農作業や林業に携わったり山菜採りやパークゴルフなど野外活動をしたりする人が多いこの地区では、「マダニに咬《か》まれた」と駆け込んでくるケースがときどきある。マダニはカギ型の刺し口で皮膚にかじりつくので、ピンセットでギュッと引っ張っただけでは刺し口が皮膚内に残り、そこからライム病などの感染症が発症する場合もある。だから、ピンセットをクルクルと回して取るか、「Tick Twister」などのダニ取り用の小道具（そういうものがあるのだ。なんと主に犬に使われるらしい）を使うか、さもなくば小切開して確実に刺し口を取り除き、そのあと1針縫合しなければならない。さらにライム病予防のために抗生剤ドキシサイクリンの投与も行うことにしている。ここで処置を間違えれば、場合によってはその後、命にかかわることにもなりかねない。患者さんもこちらも真剣だ。

さて、どうだろう。ここで精神科医は〝使いもの〟になるか、と考えてほしい。まったくならないとは言えない。「どうしてダニなんかに刺されたの！」と叱ったり、「ああ、うまく取れない！」と患者さんが不安になるようなことを言ったりせずに、「よくすぐに病院に来てくれましたね。自分で取ろうとして失敗するとたいへんなので、賢明な選択でした」と励ますのは、精神科医としての習い性かもしれない。しかし、だからといって支持的精神療法だけではどうにもならない。認知行動療法もオープンダイアローグも無力だ。やはりそこで大切なのは、ダニをうまくはさんでクルクルッと回して刺し口ごとスポッと取らなくちゃ、という知識やスキルなのである。

――今日の私は〝使いもの〟になる精神科医だったか。それとも、「やっぱり精神科医は〝使いもの〟にならないな」という方が優勢だったか。

一日の終わりにはそう自分に問いかけながらも、日中は患者さんたちとの会話を楽しみ、冒頭に記したようなボルヘスの『伝奇集』の世界を生きている。

そんな私の日々について、これから話していきたいと思う。

もちろん、診察室での実際のエピソードには大きく改変を加えたり、いくつかの話を組み合わせて作ったりしており、個別のケースをそのまま取り上げているわけではない。

I

聴診器とマニュアルを携えて

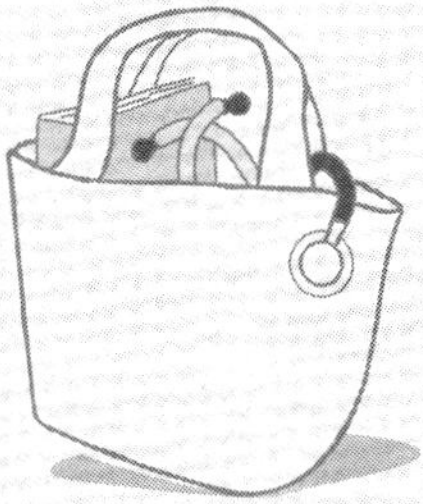

内科外来マニュアルが手放せない

毎朝、医局から10mくらい先にある外来の診察室に向かうとき、私は机の上に置かれた小さなトートバッグを手にとって持って行く。そこには、聴診器といわゆる〝あんちょこ〟が詰め込まれている。

総合診療の現場では、多くのドクターは聴診器のチューブの部分をひょいと首にかけていつでも使えるようにしているが、私にはどうしてもそれができない。

精神科医時代、聴診器を使う場面はきわめて少なかったので、チューブが首のまわりにまとわりついていると、ゴムのアレルギーもあるためか、モゾモゾしてしまう。だから、それを入れるバッグが必須なのだ。

また、総合診療を行うにあたっては、どうしても教科書がないと落ち着かない。その中でも「これがないと何もできない」と思い込んでいるのが、『ジェネラリストのための内科外来マニュアル』（医学書院）という万能のハンドブックである。

この本では、「胸のあたりが重苦しく痛みます」「夜中に気がつくと、汗びっしょりなんです」とプロブレムを患者さんの具体的な訴えにして、そのとき考えられる「よくある疾患」と「見逃したくない疾患」をあげ、さらに診断の進め方や治療法までをフローチャートなどで解説してくれる。この分野のベテランである当診療所の所長に言わせると、「こういうマニュアル本の価値は限定的ですよね」ということだが、私には「ここにはすべてが書かれている」としか思えない。「イーロン・マスクは人間の脳にチップを埋め込むのに成功したらしいけど、この本の内容がこのままデータとして移行されるなら、私も埋め込んでもらいたい」と真剣に考えるほどだ。

なぜなら、脳内チップが移植されない限り、この本に書かれていることは本を開かなければ読めないからである。「ああ、本のあのあたりに確か〝首のしこり〟の鑑別のつけ方があった」とわかっていても、本文そのものをチェックしなければどうにもならない。

思えば、若い頃にもこんなことがよくあった。

北海道大学精神医学教室で1年の研修を終えた私は、2年目から「市中病院研修」としていきなり700床も入院ベッドがある札幌市内の民間病院での勤務を命じられた。

医局長から「はい、担当の入院患者さんは200人、外来は週4回ひとりでやってね」と言われ、途方に暮れる猶予さえないまま怒濤《どとう》の日々が始まった。1年目の大学病院での研修ではもっぱら教授や上級医の陪席《ばいせき》とカルテ書きをしており、単独での外来診療は入院で担当していた患者さんの退院後フォローの経験しかない。初診の患者さんをひとりで診るのははじめてだ。

それに、2年目に着任したその病院では、とても「誰かにききながら診療する」という雰囲気ではなかった。そもそもほかの3人の精神科医はそれぞれ自室があって診療以外はそこにこもっていて、医局には非常勤の内科医や皮膚科医くらいしか医者がいないのだ。まさか皮膚科医に抗うつ剤などの処方を尋ねるわけにはいかない。やむなく私は、白衣のポケットに入れた朱色のカバーの「精神科薬ポケットブック」といった小冊子に薬名から処方量まですべて頼りながら、日々の診療に身をやつした。そのポケットブックが見当たらなくなると、半ばパニック状態になって探したものだった。

さすがに、何年か臨床経験をつむと、もうそんなことをしなくてもよくなった。診察室で処方するクスリくらいなら、一般名、商品名、用量もだいたい頭に入っている。ところが、還暦をすぎてから私はまた、ハンドブック頼みの生活に戻ったのだ。脳って面白いな、と思うのは、この2年間、『ジェネラリストのための内科外来マニュアル』を一日に数十回も開く日々となってから、私の脳裏にはときどきあの朱色の表紙の「精神科薬ポケットブック」のイメージがまざまざと浮かぶようになったのだ。

ただ、20代だった頃と今とでは大きな違いがある。

それは、研修医時代は患者さんの目の前でそのポケットブックを開く勇気がなかったのだが、いまはあまり臆することもなく内科のマニュアルを開けるということだ。「ちょっと待ってくださいね。いま教科書を見てみますね。えーと、突然の腹痛、腹痛と……」などと言って本を開き、ときには「ここ見ていただけますか。熱はないでしょ、下痢はしてない、でも便秘は少しある……」と患者さんといっしょにフローチャートを追って、そこでたどり着いた診断名を見ながら、「あ、この病気かもしれませんね！」などと言う場合さえある。

「そうか、この病気だとしたら血液検査しなきゃならないですね。今日はお時間ありますか」などと言う私に、患者さんは「なにこの医者、何もわからないんじゃないの」と思っているかもしれない。でも、穂別の人たちはとてもやさしいので、そんな〝ダメ医者〟の私にも「いいよ。どうせバスが来るまであと2時間もあるし」などと寛大だ。それに、こちらは本当に何もわからないのだから、「わかってないな」と思われるのも当然なのである。隠しても仕方ない。

よく考えれば、研修医の頃も何もわからなかったはずなのに、「無知な医者」と思われることには抵抗があった。だから、見栄を張ってポケットブックを患者さんの前で開けなかったのだろう。それが、今ではその見栄やプライドは跡形もなく消えてしまったのだ。

これが年を取るということなのか。だとしたら、脳内にチップを埋め込む必要もないだろう。

月替わりで近隣の都市の病院から1か月の地域研修プログラムのために当診療所にやって来る初期研修医たちにも、よく「私のことは〝医師免許を持ってるだけのふつうのオバサン〟と思ってね。何も教えられないから質問は所長の方にしてください」などと伝え、苦笑されている。「たしかに」のようにうなずく人もいる。自分の子どもというより孫といってもいいような年齢の若者に笑われても、恥ともなんとも感じない。30年あまりの歳月が人間をこれほど変えるものなのか、と感慨深い。

しかし、ここでふと気づく。

今年の春までは一応、「専門は精神医学の医者」と名乗っていたのにへき地診療所に来ただけで「ふつうのオバサン」でしかなくなるというのは、他の精神科医たちにあまりに失礼なのではないだろうか。精神科医は自分の専門領域を一歩出ると、ふつうのオバサン、オジサンでしかないのか。そんなはずはないだろう。

では、へき地で精神科医がその専門性を発揮できる機会はどこにあるのか。

私自身は、まだ「内科外来マニュアル」を見ながら日々の診療をこなすので精いっぱいでそこまで考える余裕がないのだが、それでもたまには「これは精神科医の持ち味か」と感じる瞬間はある。そのひとつが、精神科医にとってはあまりに当然すぎることかもしれないが、その人の症状や訴えがあったとき――それが身体的なものであれ精神的なものであれ――、生物心理社会モデルでとらえようとする姿勢だ。

いや、そんな用語をあえて使う必要はないかもしれない。話をわかりやすくするためにあえて極端な例をあげると、「おなかが痛い」と訴える人に、「血圧測定と腹部聴診と触診、血液検査と腹部CT、必要ならば超音波検査さらに内視鏡……」と考えるより前に、「昨日なに食べました？　いつも通りの夕食？　ひとりで？　それとも友だちと外食でもしましたか？」などと生活背景をきけるか、ということだ。もちろん、内科専門医でも腹痛を訴える人がいたらその日の食事の状況くらいは必ずきくであろうが、概して「症状の背景に生活や心理的要因あり」という視点が抜けがちになることがあるように思う。

いま勤務している診療所では、毎週2回、全国のプライマリ・ケア医が300人も参加して行われる朝7時半から30分のオンラインレクチャーに参加することになっており、それが私にとってはいちばんのハードルになっているのだが（私に限らず精神科医には「朝が苦手」という人が他科より優位に多いのではないか）、そこでの症例報告では毎回、「なぜ生活背景をきかないのか」と不思議に感じる。なにもすべてが心因性だと言いたいわけではないが、その要素が大きそうなケースにあれこれとときには侵襲的な検査をしていることがままあるのだ。

これはあまりに印象的だったので別の医療コラムにも簡単に書いたのだが、ここでも紹介したい事例がある。もちろん細部までは書けないのだが、アウトラインを記そう。糖尿病で通院中のある高齢女性の定期血液検査をしたら、ヘモグロビンＡ１ｃの値が前回より高くなっていたことがあった。その女性はちょっと前に夫を亡くし、気持ちが落ち込んでいると話していたはずなのに、実は暴飲暴食でもしていたのだろうか。糖尿病治療のガイドラインから考えると、血糖降下剤を追加すべきほどの悪化だ。ただ、そこで〝習い性〟が出て思わずきいてしまった。「旦那さんが亡くなってから、食事を作る気にもなれないでしょう。ちゃんと食べてますか。少しは気持ちが安らぐ時間もありますかね」

するとと彼女は、「食べられないんですよ」と検査データからは矛盾することばを発したあと、「気持ちがなぐさめられるのは、仏壇の前に座ってお父さんの写真の前で話してるときくらいですねえ。大好きだった大福や団子をそなえてるんですよ。毎日、新しいのをそなえてあげたいから、話しながら古いのは私が食べてるんです。それが食事がわり」。

急激なデータの悪化の原因は、「仏壇にそなえたお菓子の摂取」によるものであったことは言うまでもない。そこですべきなのは糖尿病治療薬の処方変更でもなければ、栄養指導やカロリー制限でもないはずだ。長年、連れ添った夫を失ったことへのグリーフケアと、ひとり暮らしになった不安を聴取すること、そして地域の保健師らと連絡を取り合っての生活へのサポートだろう。もし、睡眠がうまく取れていないようだったら、そこへの医療的な介入も必要になる。

いや、ここでそれを力説したところで、精神科の先生たちには「そんなことはあたりまえだろう」と笑われるだけに違いない。しかし、内科はもちろん、プライマリ・ケアや総合診療の世界でさえも、実はこれは「あたりまえではない」のだ。

精神科医の「あたりまえ」は、他の科では「あたりまえではない」。

最近、そんなことをしみじみ感じている。今日も、外来である高齢の患者さんに「最近、気晴らしはありますか? ふーん、冬に向けて野菜の塩蔵《えんぞう》をするのが楽しみなの。塩蔵ってどうやってするんですか？　へーえ、それをおひとりで？　あ、いっしょにやってくれるお友だちがいるんですか」などと、とくに意識することもなく自然に尋ねながら診察を進めていたら、診察が終わったときにこう言われた。

「先生、今日はいろいろ雑談しちゃってごめんなさいね。先生も忙しいのに関係ないことまでおしゃべりして」

「いや、精神科医は雑談やおしゃべりが仕事ですから」と答えそうになり、私は言葉を呑《の》み込んだ。

——そうか、いまは私は精神科医じゃないんだ。でも、だからといって生活の様子をきくのは〝関係ないこと〟じゃないはずだよね……。

精神科医からの転身はなかなかむずかしい。むずかしいどころか、一度やり始めてしまうと、どんなにもがいてもあがいても「完全にそうでなくなることは二度とできない」という恐ろしい性質を精神科医という職業は持っているのかもしれない……。私の場合は、しばらくはこうして、「へき地診療医の薄い皮をかぶった精神科医」くらいの気持ちでのんびりやっていくしかないと思っている。

「もう一度聴診器を」にそそのかされてみたものの

「もう一度、きちんと聴診器を持ちたい――」

あれは2016年のことであっただろうか、「へき地で働く医者になってみたいな」と思い始めた頃、気まぐれにネットを検索していて目に入ったのがこんなフレーズだった。医師向けサイトに掲載されていた「地域医療振興協会」の「医師研修プログラム」に関するリポートの冒頭に、このフレーズがあったのだ。

このリポートのタイトルは、「『もう一度聴診器を』、第二の人生にへき地医療」。へき地医療への転身を考え出した私に、これ以上〝刺さるタイトル〟もないだろう。ダイエットを始めた人が、「『もう一度Mサイズを』、落ちない脂肪にこのサプリ」という広告を目にしたようなものだ。

記事には、「病理や薬理などの基礎医学の医師。さらには保健所や保険会社の勤務、産業医」などが「医師人生の最後を地域医療に捧げたいと一念発起」し同協会のへき地・地域医療向けの再研修プログラムに参加している、とあった。

私自身は時間の都合がつかず、結局、このプログラムには参加しなかったのだが、「もう一度聴診器を」というフレーズは妙に心に残った。「もう一度」どころか、当時、大学の業務以外の時間は精神科の外来診療をしていた私は、日頃ほとんど聴診器を使っておらず、実は〝マイ聴診器〟も持っていなかった。

たまに書く雑誌のエッセイなどにイラストレーターが似顔絵を描き添えてくれることがあるが、ゲラをチェックさせてもらい「白衣姿で首から聴診器」となっているときは、「あの……ふだん聴診器は使わないんで消してください」とお願いしなければならない。当然のことながら、ものすごく恥ずかしい思いをする。「やっぱり医者といえば聴診器のイメージなんだな」と改めて思い知らされたことが何度かあった。

「白衣に聴診器のイラストの修正をお願いしたくないから」というわけではないが、聴診器にほのかにあこがれがあったのは事実だ。だから、２０１７年、大学病院総合診療科で週に一度の〝見習い〟をさせてもらうことが決まったとき、真っ先に聴診器を買ってみた。

とはいえ、おそらく聴診器を買うのは学生実習が始まるとき以来なので、どれをどうやって買ってよいかもわからない。精神科外来をやっていたクリニックには内科や婦人科も併設されていたのでそこのドクターに尋ねればよさそうなものだが、当時は「へき地医療のために研修を始める」というのは誰にも話していなかったのでそれもできない。仕方ないので、〝安い方から3番目〟くらいのごくシンプルなものを選んだ。いきなり高いのを買っても、「やっぱりへき地に行くのはやめた」となったらムダになるからだ。

実際にへき地診療所で働き始めると、ここの所長も毎月来る研修医も、みな私とは違う形状の聴診器を使っていることに気づいた。患者さんの胸にあてる部分（チェストピース）が二重構造になっていて、片方がふつうの膜（振動板が張られたダイアフラム面というらしい）で、もう片方は金属が碗状にくびれて真ん中に穴があいている（ベル面というらしい）。私が持ってきたのは膜が張られた面のみのものなのだ（シングルピースというらしい。ちなみに二重構造はダブルピース）。

あわてて調べると、ダイアフラム面は高音、ベル面は低音を聴き取るのに適しており、臨床で言うと「肺音や心雑音《しんざつおん》はダイアフラム面で、異常心音はベル面で」と使い分けるのだそうだ。一度、所長と研修医が「シングルピースの聴診器は使えないよね」といった話をしているのが耳に入り、冷や汗をかいたことがある。

しかし、私はいまだに7年前に購入したシングルピースの聴診器を使い続けている。それはなぜか。久しぶりに手にした〝マイ聴診器〟に愛着があるからか。そうではない。私は、シングルピースの聴診器さえ使いこなせないからだ。

聴診器をあてる部位は学習した。第2肋間《ろっかん》の胸骨右縁《きょうこつうえん》、左縁《さえん》、それから第3、第4と胸骨左縁を下り、最後は第5肋間の左胸の真ん中あたりでⅠ音とⅡ音を聴く。どの部位でどの弁の音を聴いているのかはときどき忘れるが、診察室のパッと見やすいところにカンニングペーパーが張ってあるからだいじょうぶだ。

Ⅰ音とⅡ音が聴こえるか。まったく聴こえなければ、「生きていない」ということになるからたいへんだ。聴こえるとすれば、リズムは正しいか。速すぎたり遅すぎたりしないか。「ザーッ」という心雑音は聴こえないか。

正直に言うと、私になんとかわかるのはここまでなのである。こんなことを言えば、医学生からでもすぐにツッコミが入りそうだ。その想定問答をしてみたい。

Q　ザーッという心雑音が聴こえたら、それが収縮期雑音《しゅうしゅくきざつおん》か拡張期雑音《かくちょうきざつおん》かが大切だと思うんですけど、それはどうなんですか。どの雑音がどの領域で最も大きいかを識別し、どの弁の問題かを考えないんですか。

A　もちろんそれは大切です。時間をかければ私にもわかると思います。でも、ふだんはそこまで判断できないのです。それどころか、「あれ、どっちがⅠ音でどっちがⅡ音？」となることさえあります。急性心筋梗塞《きゅうせいしんきんこうそく》などの救急対応が必要なとき以外は、またゆっくり考えることにしたり心エコーをお願いしたりします。

Q　Ⅲ音、Ⅳ音は無視ですか。

A　それらは低音なので、ベル型の方を用いないと聴けませんよね。私の聴診器はシングルピースなので聴取できないんです。

こんな具合なので、ダブルピースの聴診器はまさに「豚に真珠」でしかないのである。もし入手したとしても、〝あてるフリ〟で終わってしまうに違いない。だとしたら、せめてダイアフラム面で少しでもちゃんと音が聴き取れるようになった方がいいだろう。最近は研修医向けの動画を見るのもあきらめ、もっぱら看護学生向けの動画や教科書で勉強している。へき地診療所に来てもう2年もたつというのに、まったく情けない話だ。

そして、もっと深刻なことにも気づいた。前述した「白衣に聴診器のイラスト」に描かれた私は聴診器のチューブの部分を首にかけていることが多い。医療や看護の教科書には「首は腋窩《えきか》と同じようにグラム陽性菌のリザーバーであり、聴診器汚染の原因となります」などと書かれその持ち方は推奨されていないが、テレビドラマの中でも研修医などはまずそういう感じで聴診器を携えている。

私も当然、近くの老人ホームの回診に行くときなどそうやって首に聴診器のチューブをさっと引っかけて出向こう、と考えていた。ところが私はラテックスアレルギーがあるためか、聴診器のゴム素材のチューブが肌に触れるとなんとなくムズムズしてくるのである。仕方なく小さなトートバッグに入れて持ち運ぶので、医者というより近所に買い物に出かけるシニアという風情になってしまう。

そんなこんなで、「もう一度聴診器を」は実現したといえばそうなのだが、当時、夢見ていたのとはまったく様子が違う。やっぱりそんなにウマい話はないのだ。

今のところ、私でも安心して聴診器を使えるのは、診察室で血圧を測るときだ。来院時に看護師が測定する自動血圧計はなぜか高く出がちなので、しばしば診察室で手動で測り直すのだが、マンシェットを巻いて、上腕動脈《じょうわんどうみゃく》の拍動《はくどう》が触れるあたりに聴診器のチェストピースをあてて、ゴムの袋をシュッシュッと押して加圧してから空気を抜いていく。

ところが、先日、そうやってもまったく音がせず、とてもあせった。何度やっても音が聴こえない。「まさか、測定中に心臓が止まったとか」と目の前の患者さんを見ると、ちゃんと目を開いて呼吸もしている。「あれ？　あれ？」と繰り返していると、「先生」とその高齢の男性が下を指をさした。そちらの方に目をやると、床の上に丸い何かが落ちている。聴診器の膜（ダイアフラム）だ。

——そんなバカな。まわりをゴムでしっかり固定されているはずなのに、なぜ落ちたんだろう？

頭がクラクラしたが、そんな動揺を患者さんに知られないように「あ、これよくはずれるんだよね」とごまかしてなんとか取りつけ、無事に血圧を測ることができた。

「もう一度聴診器を持ちたい」というフレーズにひかれてへき地医療に飛び込んだ私だが、こんな具合では、そのうち「もう一度聴診器を置きたい」とまた精神医療に戻りたくなるのであろうか。「やっぱり聴診器なんかにおかしな夢を抱かず、おとなしく精神科医をやってた方がよかったかな」という考えが頭をよぎることもあるが、もうしばらくはダブルピース聴診器を使いこなす二刀流ではなく、シングルピースの一刀流での悪戦苦闘を続けたい。

II

私はもう「精神科医じゃない」のに

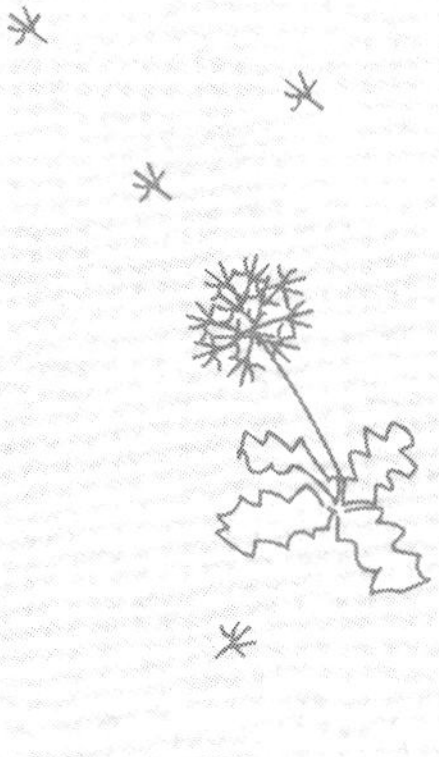

2022年4月にへき地診療所に着任して半年がたった頃から、日々の診療でちょっとした行き詰まりを感じるようになった。

——そりゃそうだろう。これまで文系の大学教員と精神科臨床の仕事を、しかも自分をさんざん甘やかしながらやって来た人間に、へき地のプライマリ・ケア医なんか務まるわけがないんだ。

そんな声があちこちから聞こえてきそうだ。

しかし、私の「行き詰まり」はプライマリ・ケア医としてのそれではない。いや、正確に言うと、これまでもすでに話してきたように、内科、小児科、皮膚科や眼科などの知識や技術は最初からほとんどないのだから、プライマリ・ケア医としては行き詰まるほどにも足を踏み出せていない、というのが実際のところだ。

月替わりで都市部の病院から地域医療実習で派遣される卒後2年目の研修医とともに外来診療をするときには、ここぞとばかりに「先生、この人の検査項目、これで足りないものないですかね」「このレントゲンのこのへん、肋骨《ろっこつ》ですか、これは結節影《けっせつえい》ですか」と年齢が半分以下の彼らに教えを乞うて、ちょっとあきれた顔をされている始末。人間、プライドを捨てればなんでもできる。

だから、行き詰まりの原因はそこではない。

では、何なのか。自分でもまったく予想もしていなかったことなのであるが、私は精神科医として、この山奥にある診療所で行き詰まっているのである。「えっ、精神科医はもうやってないんだろう?」と訝《いぶか》しまれると思う。もちろん、今いる診療所の標榜《ひょうぼう》は、私が着任する前も後も「内科・小児科・外科・整形外科・リハビリテーション科」だ。ホームページには「年齢、性別、科を問わず診る〝総合診療〟体制で診療しています」とは記されているが、どこにも「精神科も始めました!」「精神科医、雇いました!」という文字はない。

それにもかかわらず、この山奥にひっそりと建っている診療所に、毎週のように、「精神科医に診てもらいたくて」という初診の患者さんがやって来るのだ。それも「毎週ひとり」というペースではなく、毎週数人、これまで最高で「一日4人」の精神科新患が来たこともあった。さらにその人たちのほとんどが、数十kmの近隣市町村から120km以上離れた大きな都市、さらに200km、300kmと距離のある地域から車で何時間もかけてやって来るのである。

その人たちがこの診療所を受診した理由は、みなだいたい同じだ。あらかじめ言っておきたいが、彼らは決して〝精神科医の名医〟を訪ねてきたわけではない。ほとんどの人は私がどこの誰だかも知らず、「困っていたら知り合いに『穂別に行ってみれば』と言われて来ました」と話す。

では、どうして彼らは困っていたのだろう。その理由はふたつに大別される。ひとつは「地元や近くには精神科がまったくない」、もうひとつは「近くに精神科はあるにはあるが、電話したら初診は数か月待ちだと言われた」だ。前者は広大かつ医療過疎が深刻な北海道ならではの事情、後者は都市部でも起きている精神医療全般の事情であろう。いずれにしても、そうやって〝精神科初診難民〟になっていることを友人や親族に話すと、「穂別診療所にいる精神科医なら、予約なしでその日すぐに診てくれるらしいよ」と教えてくれる。「ここから穂別まではクルマで4時間。でも、クルマで1時間の町の精神科の予約が取れるのは2か月後。じゃ思いきって行ってみるか」とやって来た、というわけなのだ。

たしかに、私の勤務する診療所は予約制ではない。「地域の人がいつでもどんなことでも気軽にかかれる診療所」というコンセプトと予約診療とはなじまない。それに、スマホどころか携帯電話も持っていないという高齢者も多く、都会の病院のように「予約はアプリで」とでもなったら大混乱が起きるだろう。

秋になってインフルエンザワクチンの接種が始まったときのことだ。この診療所では一般診療に混乱を来たさないように実はコロナとインフルエンザのワクチンだけは予約制になっているのだが、それも「お知らせと申し込み用紙を全戸に配達し、用紙を実際に診療所に届けるかＦＡＸする」という超アナログ方式で行っている。「用紙を配る？　そしてそれを持参してもらう⁉」と驚いたのだが、保健師や事務部門の人たちは「電話にすると殺到して回線がパンクするし、ネット申し込みなんて無理なので、足を運んでもらってその場でいっしょに確認しながら予約するのがいちばん確実なんです」とニッコリ。「ああ、ここで何かを予約制にするのはたいへんなことなんだ」と実感した。

そういった診療所のコンセプトや地域ならではの特性もあって、ここは予約診療は行っていない。それは間違いない。とはいえ、高血圧症や糖尿病などでの定期受診から「じんましんが出た」「昨夜からおなかが痛くて」「いまキツネに咬まれた」という臨時受診のケースまでが予約なしに訪れ、今ならその合間に発熱者がコロナの検査に並び、ワクチン接種もあり、ときには救急車までが到着してしまうので、常勤医ふたり体制でも毎日の外来はかなりの綱わたりだ。日によってはコロナの検査を行う裏口のスペースとケガなどの対応をする処置室、それと一般の診察室とを文字通り走り回っているときに、さらに病棟からの呼び出しが、などということもある。「ああ、へき地診療所といっても、医者が一日数人しか来ない患者さんを文庫本でも読みながらひたすら待つ、というんじゃないんだな」と今さらながら自分のイメージの偏りを思い知らされる。

さて、「精神科医がいると聞いて来ました」という人たちは、そんな中でやって来るのだ。おそらくその人たちも、待合室にけっこうな人数の人がいて、耳が遠い人のために看護師が大きな声で「タカハシさーん、血圧測りに来てください。ケ・ツ・ア・ツ!」と呼んでいたり、日本脳炎などのワクチン接種を怖がって幼児がギャンギヤン泣いていたりする光景に驚くのではないだろうか。そして私自身、積み上げられたカルテの中にはさまれた「長年の夫からの暴力で悩んでいます」などと記された初診の問診票を見つけると、「この人を……どうやって何分くらいかけて診ればいいのか……」と途方に暮れてしまうのであった。

いまは苦肉の策として、「内科や外科の診療をひと通り終えてから診療させていただいてよいですか」と尋ね、午前や午後の診療の最後まで待ってもらうことにしている。診療所の外にはカフェや本屋など時間をつぶせる場所は皆無なので、喧噪《けんそう》の待合室で何時間も待たせるのは心苦しいのだが、現時点ではそれしか手がない。

「精神科を」と受診する人たちの問題や疾患はさまざまだが、特徴的なのは双極性障害《そうきょくせいしょうがい》（躁《そう》うつ病）の躁病相《そうびょうそう》と思われる精神運動興奮状態や統合失調症《とうごうしっちょうしょう》の初発など、入院加療の適応になるケースが少なくないことだ。非常勤で勤務していた東京の精神科ではほとんど見ることがなくなっていた激しい幻覚妄想状態や興奮状態の患者さんを前に、「私って精神科の単科病院に勤めたんだっけ」とめまいがしそうになることもしばしばだ。語弊があるかもしれないが、「これじゃ精神科医時代より精神科医らしいじゃないか」と一日が終わる頃にはヘトヘトになることもある。

その人たちは、おそらくそれ以上、行動が激化して暴力の危険性などが高まれば、家族も警察に通報して、精神科の当番病院を紹介されて受診し入院するケースだ。しかし、まだそこまではいかず、精神科の一般外来を受診しようと家族が連絡すると、「初診は3か月待ちになります」などと言われる。それでやむなく誰かに相談し、「ああ、穂別診療所なら予約なしでいつでも診てもらえるよ」と言われて、わらにもすがる思いでここに来たのだ。

とはいえ、この診療所にはもちろん精神科救急を受け入れられるベッドはないし、鎮静系の注射剤もない。地区にある調剤薬局にある向精神薬もきわめて限られている。それに何より、「今日はクスリ出しますから明日また来てください」とクルマで何時間もかけて来た人に言うわけにはいかない。結局、「このまま帰すのはとてもじゃないが心配」というケースは、少しでも近いところの精神科の医療機関を探して電話をし、入院も含めた診察の交渉をすることになる。

そしてさらに問題なのは、初診で入院までの必要はないと判断し、「あとは何か月か待ってもお近くの精神科専門クリニックに通った方がいいですね」と伝えても、「ここに来ます」と言うケースをどうするか、ということだ。「ここは精神科の専門的な治療はできないんですよ」「でも、総合診療科ですよね。科は問わないと書いてありますよね」と言われたら、返す言葉もない。

ついに私は、診療所の所長に「精神科の診療を希望して来る方がけっこういて……。なるべく応じようとは思ってるんですけど、これ以上、増えたらいつもの受診の人たちに迷惑かけてしまうかもしれません」と悩みを打ち明けることにした。

当診療所の所長は、私より年下ながらここで10年も所長職にあって診療所運営を担ってきた総合診療とへき地医療のプロ中のプロである。自分の下で働く常勤医がなかなか見つからない中、やっと応募してきたのは年上の精神科医。面接でこちらの身体診察の経験（の無さ）を知って「何もできないじゃないか……なぜこんな人が」と天を呪いたくなったはずだが、「だいじょうぶですよ。少しずつ覚えていってくださいい」と笑顔を絶やさなかった人事管理の達人でもある。

「このままでは地元の人たちの診療にもしわ寄せが」と泣きつく私に、いつもは当意《とうい》即妙《そくみょう》の所長も「うーん」と一瞬、答えに詰まった。そして、こう言ったのだ。

「先生が疲れちゃうのはよくないですね。じゃホームページに、〝当診療所では精神科の専門的な診察は行っておりません〟と出しましょうか」

常に「私が無理なくへき地医療を続けられるように」ということを最優先に考えてくれる所長のありがたい提案。「ああ、そうしてください！」と答えようと思ったが、自分でも意外なことに、今度は私の方が「うーん」となってしまったのだ。そして、「ちょ、ちょっと待ってください。もう少し考えてみたいので」と相談したことじたいを撤回までした。あらゆることの達人である所長は、もちろん「自分が〝困る〟とボヤいたくせになんなんだ！」などと怒ったりはせず「先生がやりやすいようにしましょう」と笑顔で言ってくれたが、内心ではまた「なぜこんな人が」と天を恨んだかもしれない（おそらくそれが560回目くらいであったろう）。

それにしても、なぜ私は「当診療所では精神科はやってません」と公表することに、あんなに瞬間的に拒否的な反応をしてしまったのか。何度も繰り返すが、私にはプライドというものが欠如している。それが長所なのか短所なのかもわからないが、大学時代のニックネームは「オバサン」で、男子同級生たちから実習で「オバサンちょっとピンセット取って」と言われても、何も気にせず「あいよ」とわたしていた。「そんな言い方やめなさいよ」と男子に注意してくれる義俠心《ぎきょうしん》にあふれた女子学生もいたが、私自身、「たしかにモッサリしてオバサンっぽいよな」と妙に納得して、それ以上、うれしいとか悲しいとかいうことはなかったのだ。ただ、卒後20年の時、同窓会に久しぶりに出席して「オバサン、変わらないね！」と声をかけられたときは、ちょっと反応に困ってしまったが。

それから自分なりに考えて、「精神科はやってません」に感じた抵抗には、ふたつの理由があるのではないかと気づいた。

ひとつは、「総合診療」や「プライマリ・ケア」から精神科を切り離すことへの抵抗だ。「ここではメンタル科的な診療ができないから専門医を紹介します」と言う私に、ある患者さんが「でも先生、ここは総合診療科ですよね」と応じた、という話は先ほどもした。私はそのとき、「ホントその通りだ」と心の中で激しくうなずいた。なぜ「高血圧に糖尿病、カゼ、湿疹《しっしん》、めまいに頭痛なんでもどうぞ」という姿勢でやっている診療所が、「でもメンタル科だけは別」とそれだけ切り離そうとするのか。たとえば産婦人科や乳腺科なら、「内診の設備がない」「マンモグラフィーがない」と医療機器の事情から「ここではむずかしい。専門病院を紹介します」と言うのも当然だろう。骨折や虫垂炎《ちゅうすいえん》で手術適応になりそう、というときももちろん都市部の病院への搬送となる。

高度な医療機器が必要ない、手術適応でもない、という場合でも、「ここではむずかしい」と答える場合がある。たとえば、抗がん剤治療については医師に十分な知識もないし、地域にひとつしかない薬局に多くの薬剤をそろえることもできないので、やはり「専門的なところで」となる。ただ、腫瘍内科などから「地元に戻って緩和ケアを受けたいと患者さんが希望している」と〝逆紹介〟される場合もあり、そのときは当診療所でできることの限界を示した上で、ごく基本的な疼痛《とうつう》管理などを行っていく。そのあと残念ながら衰弱が進み、診療所に入院してもらって看取《みと》りを行うケースもある。

そうやって常に「患者さんのメリットをいちばんに考えて、できる医療はここで」

とやっているのに、精神科に限ってだけ最初から「ここではやってません」と、やや強めの言い方をするという〝門前払い〟をしてしまってよいのか。精神科医になってから長い間、この科やこの科で働く人間として、世間からの偏見や誤解、差別の視線を浴び続け、それを解消したいと思ってきたつもりだ。

25年も前にある市立病院に勤めていたことがあるが、そこは精神科の外来と病棟は本院からかなり離れた丘の上に〝隔離〟されていた。その後、本院を建て替えるときに精神科も同じ建物に入ることになり、一部で反対の声もあったと聴くが、その後は問題なく稼働しているようだ。そういう話を耳にすると、「精神科だってあたりまえの診療科なんだから当然だ」と思いながらも「本当によかった」と安堵《あんど》する。

それが、この期《ご》に及んで今度は自分が「ここは総合診療ですが、精神科だけは別ですから。ここじゃなくどこか別の専門クリニックに行ってください」と、精神科を他の診療科から切り離す側にまわる。そんなことをしてよいはずがない。

それから、「精神科は診ません」と公表することに抵抗を覚えたもうひとつの理由は、きわめて個人的なことだ。私自身に「もう自分は精神科医じゃないんです。そっちからはすっかり足を洗ったんで」と言い切る覚悟がまだなかったのだ。

これは自分でも驚きだった。私はこの20年間は文系の大学教員として仕事をし、精神科医としてはだいたい「週に2日ないし3日」というペースで臨床を行っていた。それだけでも十分に「ハンパな医者」だろう。しかも、非常勤先の診療所は東京の都心にあったので主に診ていたのは「働く世代のうつ病」で、「これじゃ診てる範囲があまりに狭いな」と思いながらも状況を改善しようとする意欲さえなく、長い時間が過ぎていった。若い頃は精神病理や精神分析に関心があったが、加齢とともにむずかしい文章が理解できなくなり、その手の論文や本を読む機会も減った。それどころか新薬やジェネリック薬品の名前をなかなか覚えられず、いちばんよく読む本はときかれたら、迷うことなく薬のハンドブックである『今日の治療薬』と答えるだろう。

そんな状態なので、この10年間ほど「もう私はちゃんとした医者とは言えないな。まして『精神科医です』と専門家ぶるのは笑止千万だ」と思っていた。だから、へき地診療所に就職して名刺の「精神科医」という肩書きが消滅したことで、実はとてもホッとしていた。ひとに「あなたは何やってる人なの」ときかれたら、「診療所で働いていて……あ、とくに何科というのはないんです」と答えればよいからだ。私の心は、「精神科医であったことには何の未練もない」とすがすがしさでいっぱいだった。少なくとも「いっぱいのはず」ではあった。

それにもかかわらず、「ここでは精神科はやってません」とホームページに明記すれば自分が名実ともに完全に精神科医でなくなるんだ、と思ったら、自分でも意外なほどの動揺を覚えた。「アイデンティティ」という単語は高校の倫理の教科書にあったのを連想するので好きではないのだが（倫理の教師が苦手だったのだ）、もしかしたらいつのまにか「精神科医」というのが自分のアイデンティティの一部を形成していたのかもしれない。

「精神科医」が自分の聖痕《せいこん》になっていたのか。いや、それよりも「いつも着ていたTシャツの柄が皮膚に染みついて取れなくなった」というたとえの方が近いかもしれない。いずれにしても、自分で「あ、私、もう精神科医じゃないんで」と吹聴《ふいちょう》するのはよくても、「あなたはすでに精神科医に非ず」とご託宣《たくせん》があると、「いや待って」と否定したくなるということがわかった。なんと自分勝手なのか。ただ、その事実は自分でも受け入れるしかないだろう。

というわけで、私は「精神科医からの完全脱皮に失敗」という敗北感にうなだれながら、「メンタルの相談に来ました」という患者さんにもそれなりに接している。もちろん、初診の場合は外来が一段落してからの対応になることを伝え、診察の中で「より専門的な医療のためにはメンタルクリニック通院が望ましい」と話して、必要があれば患者さんの近隣の医療機関を探して紹介する。「いやそれでもここに」と希望する人には、次回受診日の相談をして昼休みや外来終了後の夕方に20分枠程度の時間を確保し、来院していただくことにする。そんなことをしていると昼休みがほとんど取れなくなってしまうのだが、「でも一日に1時間くらいは精神科医でいたいと思ってるのは自分じゃん」と私は私に冷笑の視線を向ける。きっとそのうち、当地の近くに「都会の喧噪《けんそう》を離れて、自然の中で理想の精神医療を実現したい」という精神科医がクリニックを開く日もあるのではないか。私はその日を心から待っている。

それにしても、と「初診の患者さん、先生にメンタル相談だそうです」と看護師に言われるたびに私は思う。

ここは医療過疎の地だが、精神医療に限っては、ここでなくても北海道内どこでも「医療過疎地」なのではないか。

「穂別なら予約なしでも診てくれる、と聞いて」と北海道各地からやって来た人たちの事情を聴くと、本当に驚く。現在、北海道内の都市部では精神科クリニックや病院の精神科外来の初診は、「3か月待ち」はごくふつう、毎月、決められた予約受付日に電話をかけても話し中でなかなかつながらず、つながったときには「半年後の予約はいっぱいになりました。また来月の受付日におかけ直しください」という自動アナウンスが流れる、ということもあるそうだ。

さらに、「そもそも周辺にメンタル科そのものが一切ない」と語る人も少なくない。不眠や軽いうつ病は、その町の診療所のプライマリ・ケア医が診て処方をしてくれるのだという。「どんなお薬ですか」とお薬手帳をのぞき、大量のベンゾジアゼピンやハロペリドール系の薬が処方されているのを見て、「むむ」と言葉に詰まる。とても「地元の先生も良いお薬、出してくださってますよ」とは言えない。

こういう経験を毎週、重ねるうちに、「北海道は精神医療に関しては、都市部、郡部限らずに医療過疎なのではないか」と思うようになったのだ。

どうしてこんなに精神医療へのアクセスが悪いのか。

東京に戻って知人とその話をしたら、「こっちだって同じだよ」と言われた。「予約不要」のメンタル科外来はまずない。あったとしても3時間、4時間待ちで10分診療。何か月も先の予約を取るには、朝いちばんで電話をするなどの気合が必要。「早朝に起きて、予約開始時間から何度も電話にトライできて、『では4か月先においでください』と言われてその日を待てる。これもう、病気じゃないよね」と知人は苦笑いした。

「すぐにかかれる精神科がない」というのが、それぞれの地域で熱心に精神医療に取り組んでいる医者たちには失礼なもの言いであることは、十分、承知している。「こっちだって必死で最善の医療を提供しようとしてるんだ」と言われると思う。それでも、「精神医療を必要としている人がすぐに医療にアクセスできない」というのはまぎれもない事実であることはたしかだ。

ただ、その点に関しては、私はもはや精神医療の場に身を置く人間ではないので、北海道の精神医療業界（というのがあるのかどうかもわからないが）に改善を求めるわけにもいかない。私にできるのは、せいぜい「どうしても急いで診てもらいたくて来ました」というメンタル相談希望者に割く時間を日常診療の合間に捻出《ねんしゅつ》し、その人たちをなるべく地元の専門医療機関につなげるようにする、ということだけなのだ。

III

へき地診療所での日々

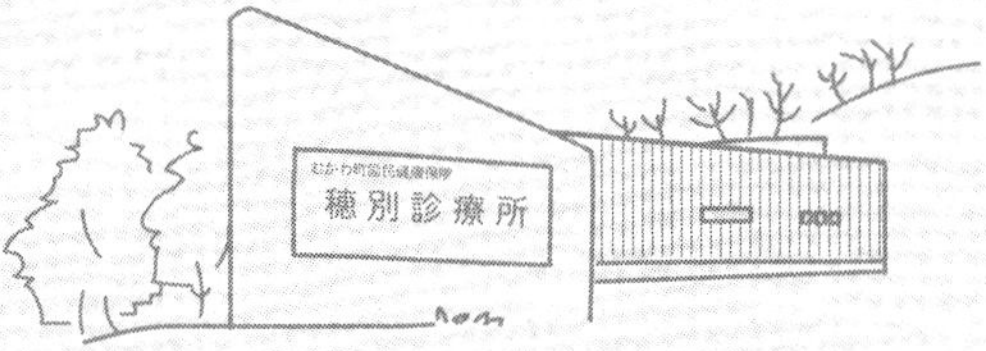

動悸がしているのは私

あれは、北海道むかわ町穂別の国保診療所に赴任にして、1年が経過した頃のことだった。「ずいぶんなれたでしょう」と言われることもあったが、実際のところはどうだったのだろう。もうひとりの医師である診療所所長、看護師さんら医療スタッフ、事務職員や保健師さんら福祉・介護部門のスタッフ、そしてなにより患者さんたちは最初からとてもフレンドリーで、この環境に溶け込むにはなんのハードルもなかった。彼らの中には「ずっと前からここにいたみたい」と言う人もいるが、私自身もそう思う。

ところが、プライマリ・ケア医としての腕は上がったか、と言われると、そちらははなはだ自信がなかった。たしかその頃のことだったと思うが、週末の外来で私が診た腰痛の患者さんが「さっぱり治らない」と週明けに再受診して所長が診察し、「腎《じん》結石《けっせき》の感染の疑い」との診断がついた、ということがあった。週末の時点ではCVA(肋骨脊椎角《ろっこつせきついかく》)叩打痛《こうだつう》もはっきりせず、血液検査でも炎症所見はなし。腹部CTでは以前から指摘されていた腎内結石《じんないけっせき》が認められたが、腎盂《じんう》の拡張もほかの尿路《にょうろ》の結石もなかった。腎内結石の感染の徴候はなし、腎盂腎炎《じんうじんえん》や腎外の結石を示唆する所見もなしと判断し、「動くときに痛いということですし、筋肉痛ですかね」と伝えて湿布などを処方して帰宅してもらったのだ。

所長は週明けの受診日には抗生剤の点滴を行い、「明日、都市部の泌尿器科を受診してください」と紹介状を書いた。そういった様子は、少し離れた別の診察室で外来診療をしている私にもなんとなく伝わってくる。目の前の患者さんの話を聴き、降圧剤や血糖降下薬の処方を行いながら、だんだんドキドキしてきた。

――もしかして、複雑性尿路感染症を見逃したのだろうか。週末のうちに都市部の専門病院を受診してもらうべきだったのだろうか……。

この「ドキドキ」は、精神科医時代は感じなかったものだ。もちろん、精神科の診察室でも患者さんから強い希死念慮《きしねんりよ》を打ち明けられたり、突然、不穏になった患者さんが怒鳴り出したり、という突発的な事態はある。自分がそういう場面でいつもうまく対応できているという自信などないが、それでもドキドキはしない。ある程度、客観的に「いまこういうことが起きているから、この場合、取りうる最良の対処法は」などと冷静に考えられる。これが「経験」というやつなのだろう。

ただ、そんな私も精神科の現場で「精神医療以外の問題」が起きたときは、昔からドキドキして冷静さを失う傾向があったことは否めない。これはもう30年も前の話になるのだが、入院患者さんが廊下で転倒し、病棟から主治医の私が呼ばれたことがあった。駆けつけてみると、その男性患者さんは廊下の真ん中で倒れ、片方の足がグニャリと曲がっている。完全脱臼《だっきゅう》もしくは脱臼と骨折だ。

それを見た瞬間、私の胸は最高にドキドキし、思わず大声で叫んだ。

「たいへんだ！　早く救急車呼んで、病院に運ばなきゃ！」

するとその患者さんは、廊下に倒れたままの体勢で苦笑いしながらこう言った。

「先生……ここも病院ですよ……イテテ……」

私は「あ、そうか、ごめん。でもやっぱり病院行かなきゃ」などとわけのわからないことを答えたが、その場は「なんとかしなきゃ」という思いが先に立ち、恥ずかしさも何も感じなかった。顔から火が出そうなほどの恥ずかしさがわいてきたのは、それからずいぶん後になってからのことである。

さて、今ならどうするか。まずは出血や外傷がないか確認する。それから「ＲＩＣＥ（Rest/Ice/Compression/Elevation）処置」といわれる「安静、冷却、圧迫、挙上《きょじょう》」の基本的処置を行う。診療所内であればシーネなど、そうでなければ何かの板などを使い、包帯があればそれで巻いて固定を行いたいところだ。それから救急隊を要請するか、都市部の整形外科病院に連絡して家族に連れて行ってもらうか、ということになる。昔とはずいぶん違う。

しかし、それでもドキドキはする。そこは変わらない。

それどころか、糖尿病の患者さんの検査結果が思わしくなく、血糖降下薬を自分なりに工夫して翌月、再検査をしたらヘモグロビンＡ１ｃが低下するどころかさらに上がっていた、などという場合もそうだ。とにかく、精神科領域の問題であれば自分でなんとかハンドリングできるはず、と思っているので、どんなに荒れた状況でも気持ちだけは落ち着いて対処できる。ところが、内科など他の領域となるとどれほど小さな問題でも「しまった、これは私にはどうにもならない」という考えが頭をよぎり、とたんにドキドキしてくるのだ。

先ほど話した「腰部の筋肉痛だと思ったら実は腎内結石の感染だった」という患者さんの場合、そのあと所長に「週末の時点で専門医のところに送るべきでしたか」ときいたらこういう答えが返ってきた。「いや、その時点での臨床症状では結石の感染は疑えないでしょう。採血で炎症所見もないし、画像所見で積極的にそれを疑う所見もないし。腎盂腎炎なんかふつうはラッシュで来るけど、週末をまたいでゆっくりめに感染が成立した、と考えていいんじゃないかな」

そう聞いて、ようやく私のドキドキは少しおさまった。ただ、「今回は〝見逃し〟ではなかったようだ。でも、もしわずかでも感染の徴候があったとして、本当にそれを感知できるだろうか」などと考え始めると、また胸の奥で小さなドキドキが始まる。

赴任して1年がたった頃も、相変わらずときどき「ここは予約しないで精神科の診察を受けられると聞いたので」という患者さんが、北海道内の広い範囲から受診に来る。先日も所長がまた「先生の負担が大きいみたいなので、『当診療所は精神科は標榜しておりません』とでもホームページに記載しましょうか」と言ってくれた。実際に、精神医療を主目的として定期的に通っている何人かの患者さんを昼休みや夕方の時間に振り分けて診るだけで手いっぱいなので、そろそろ「現在、メンタル科の新患は受けていません」と表示すべきなのかもしれない、とも思った。

しかし、私はまた言ってしまった。

「うーん。でも〝科は問いません。なんでもどうぞ〟とうたっているわけだし、精神科だけを区別するのも抵抗があります。もう少しがんばってみて、これ以上、どんどん新患が増えるようなことがあれば、そのときはストップをかけてもらいますね」

そう話すときも当然ながらドキドキはしない。私は知っている。私はなにも地域の精神医療にも貢献したい、と考えているわけではない。内科や小児科、整形外科、皮膚科に耳鼻科とこれまでほとんど経験したことのない診療科の患者さんばかりで、「この処方でいいのかな。この降圧薬は腎機能低下の人にはNGだったかも」「しまった、この目の症状はなんだっけ。ちょっと席をはずして所長にきいてこなきゃ」と冷や汗をかいたり鼓動が速くなったりする毎日をすごす中、「あー、摂食障害の患者さんか。それならおなじみだ」と思える時間が、自分のために必要なのだ。

診療所の他のスタッフからは「摂食障害の人の診察なんてたいへんでしょう」と言われるが、私にとっては「耳が痛い」と言って親に連れられて来て泣きわめく子どもをなだめながらその耳を耳鏡《じきょう》でのぞき、症状や鼓膜《こまく》所見から「急性小児中耳炎の重症度スコア」の点数を出して、当診療所で治療するかクルマで1時間半もかかる耳鼻科を受診してもらうかを決める、という方が何千倍もたいへんだ。

そんな一日を終えてSNSを開くと、匿名の人からこんなメッセージが来ている。

「キャリアの大半が精神科で、5年間で知識と経験を身につけたと言っても三足の草鞋《わらじ》だったんですよね。言い方は悪いですが……片手間でプログラムを受けていたということ」

これは、「精神科医にへき地の総合診療科医なんてできるんですか?」という質問に、「大学病院の総合診療科で週1回、外来を担当しながら学び、プライマリ・ケア連合学会の総合医育成プログラムも修了しました」と答えたことへのリプライだ。「三足の草鞋」というのは、大学教授、精神科医と並行してそれらの勉強をしたことを指すのだろう。

こういうメッセージを見ると、もちろん良い気分はしない。でも、この人の言うとおりだ。それに私の場合、執筆もしているのだから四足の草鞋なのだ。ただ、もし目の前にこの人がいたら、「じゃどうすればよかったのよ」と本気できたい。〝へき地志願兵〟には、私のように別の専門科や基礎の分野で長く働いて50代、60代になってから一念発起した医者がけっこういるのだ。そういう人たちが「え？　これまで病理の標本ばかり見てきたのに、これから地域医療ですか？」と冷ややかな視線を向けられ、「そうですよね。じゃ、やめておきます」となったらへき地医療はあっという間に崩壊するだろう。

とはいえ、私のように「え、動悸《どうき》がする？　えーと、この場合の鑑別診断は……」とこちらがいちいちドキドキしていては、患者さんたちが安心して受診できないのもたしかだ。

私のこの胸のときめきや高鳴りは、いったいいつおさまるのだろう。1年での〝寛解〟はなかった。2年目が終わる頃にはせめて〝軽快〟くらいはしていたい。それにはどんな〝処方〟が必要なのか、と考えながらすごしていた。

「先延ばし」はいけません

郷に入って郷に従うのはむずかしい。穂別に来て時間がたてばたつほど、そう感じることが増えた。

135/85と140/90——これは何か。いうまでもないが、前者は家庭で測定したとき、後者は診察室で測定したときの高血圧の目安である。「上（収縮期血圧）は160あるけど、下（拡張期血圧）は82だからまあだいじょうぶですね」という話ではなく、どちらか一方がそれ以上なら高血圧ということになるそうだ。当然、すべての人は「両者がそれ以下」を目指すべきなのだが、糖尿病やタンパク尿がある人はさらに厳しく、「家庭での測定で125/75未満、診察室での測定で130/80未満を目指す」となっている。

精神科医時代、患者さんの血圧などほとんど気にしたことがなかった。昔むかし、研修医だった頃、「診察のときには必ず血圧を測るんだ」と言っていた指導医がいたが、それには患者さんの身体の健康チェックという以上の意味があることを話してくれた。

「『じゃ、血圧測りましょう』が診察終わりの合い言葉なんだよ。何回か通ってる人は、それを聞いたら〝ああ、今日はここまでだな〟と話をやめてくれるんだ」

たしかに、話したいことがたくさんある患者さんの場合、話をどこで切り上げて診察を終えるかは、どの精神科医にとっても大きな問題だ。とくに再診外来は、ひとりのワクが5分ということもあるだろう。医者ではない友人に「毎回、何人くらいの患者さんを診るの？　ひとり1時間として5人くらい？」ときかれ、「ううん、午前後で50人くらい」と答えて「それで心のケアができるわけ？」と顔をしかめられたことがある。たしかにひとり5分ではケアも何もあったものではないが、「5人しか診ません」となると残りの45人は行き場を失うことになる。いずれにしても、1人あたりの診察時間が数分とか10分とかいう場合は、どのタイミングで「じゃ、続きは次回にしますか。お薬はこれとこれを処方しますね」と話をまとめてエンディングに向かうかが、精神科医としての最大の腕の見せどころになっていた。「血圧測りましょうか」もよいが、毎回毎回はその方法を使う自信は私にはなかったからだ。

話がズレてしまった。正常血圧の話をしていたのだ。

へき地診療所の外来で慢性疾患の高齢者の診療を多く受け持つようになると、この血圧というのが大問題らしいということがわかってきた。もちろん多くの人は、「血圧が低すぎて困る」ではなくて「高すぎて困る」なのだが、最初に記したような正常血圧の基準内にしようとすると、かなり多くの降圧薬を出さなければならない。「高血圧治療ガイドライン」には、まず「A：ARB、ACE阻害薬」「C：Ca拮抗薬」「D：サイアザイド系利尿薬」を処方し、それでも血圧が下がらなかったら「A＋C」「A＋D」「C＋D」の組み合わせで処方、まだダメだったら「A＋C＋D」の処方を行い、もしそこまでやっても降圧が十分でない場合は、「治療抵抗性高血圧として高血圧専門医に紹介」かさらにβ《ベータ》遮断薬などを追加、といったことが記されている。

高血圧だけで、3種類もしくは4種類以上の薬を投与。

精神科医にとって、これはなかなかの驚きなのではないかと思う。その昔、精神科では「多剤・大量処方」の時代があったが、それからさまざまなエビデンスに基づき、また多くの先生の啓蒙《けいもう》の努力もあって、いまは「単剤・少量」が常識になっているからだ。もし効果が十分でないときも、まずは単剤を十分量処方するのが基本だろう。

高血圧と並んで高齢者に多い糖尿病も同様で、こちらはビグアナイド薬、ＳＧＬＴ２阻害薬、チアゾリジン薬、ＤＰＰ－４阻害薬などなどさらに多種の薬があり、それらを組み合わせて処方しなければならない。あるとき、検査してなかなか血糖値などが改善しない患者さんにメトホルミン塩酸塩という糖尿病の基本的な薬をひたすら少しずつ増量していたら、診療所の所長に言われた。「うーん、もっと早い段階でＳＧＬＴ阻害薬かＤＰＰ－４阻害薬も合わせて出すべきでしたね」

診断ガイドラインもきちんと身につけずに処方する私がいちばんいけないのだが、混み合った外来で急いで「よし、これを増やすか」と決断をしなければならないときに、どうしても「多剤併用は悪」という〝古巣のルール〟が頭をよぎる。

しかし一方で、内科領域でも多剤併用（ポリファーマシー）の有害性は問題になってきている。なんでも６剤以上の薬剤を服用すると副作用の頻度が多くなるという研究があるそうだ。さらに、高齢者への投与がこれまた多い非ステロイド系の鎮痛剤（ＮＳＡＩＤｓ）や甘草《かんぞう》を含む漢方薬が血圧を上げることもある。「足がつる」と訴える人に、漢方薬の芍薬甘草湯《しゃくやくかんぞうとう》を漫然と処方しながら「血圧が上がってますね。降圧剤を出しましょう」などと言って処方の種類がどんどん増えることは、「処方カスケード（Prescribing Cascade）」と呼ばれている。もっとわかりやすく言えば「処方マッチポンプ」だ。

ただ、そこで私のような総合診療領域の新参者は、頭が混乱する。

——精神科では「単剤、少量」が基本だったからわかりやすいけど、降圧薬や糖尿病薬は組み合わせて出すわけでしょう？　だとしたら、すぐに6剤どころかもっと多くの種類を処方しなければならなくなるじゃない……。いったいどうすればいいわけ!?

この精神科以外の領域での「高齢者のポリファーマシー」に私がはじめて気づいたのは、コロナ禍のまっただ中、ある自治体のワクチン接種の手伝いをしたときだった。この自治体の役所の産業医をやっていた関係で、住民への接種会場で問診を引き受けることになったのだ。

高齢者の接種希望者に「血液サラサラの薬、飲んでませんか」と質問すると、「どれがそうかよくわからないので」とお薬手帳を見せられることがある。そこに貼り付けられた処方の多さに、何度も「あっ」と声を上げそうになった。貼り付ける紙が手帳の長さにおさまりきらず、幾重にも折っている人もいた。おみくじを開くようにそれをのばすと、「ボグリボース、アルダクトンA、アロプリノール、バイアスピリン、アムバロ配合錠、ジャヌビア、グリメピリド、ランソプラゾール……」などと10種類以上の薬剤名が並び、さらに抗うつ剤や睡眠導入剤も出されている。ワクチンの問診なので接種に関係した薬剤をチェックするのがこちらの仕事なのだが、思わず「あのー、とてもお元気そうでハツラツとしていますがなぜ抗うつ剤が出されてるのですか」などとききたくなったこともあった。もちろんそれぞれ必要あって処方されているとは思うのだが、「内科って精神科と全然違うんだな」と驚いた。

さて、「多剤併用は悪」という前職の精神科医の固定観念が残りながら、「必要以上のポリファーマシーはいけない。でもだからといって必要なときは薬剤の種類や量を増やさなければならない」とも学び、ジレンマに陥っている私はどうするのか。よくやってしまうのが、「じゃ今回は同じお薬にして、運動や食事の工夫をがんばってもらって、また次回考えましょう」という先延ばしだ。

実はこの「先延ばし」も、前職で身についたもののひとつと言える。これもその職にある人には言うまでもないことなのだが、精神科領域では即断即決はあまり推奨されない。診断にしても初診では「抑うつ状態」などと状態像診断にしておき、経過の中で「躁うつ病か、うつ病か、適応障害か」と診断を決めていくということもあるだろう。また、とくに患者さん側から「離婚しようと思います」などと重要な決断の意思を告げられたときは、「まあまあ、もう少しゆっくり考えましょう」と「先延ばし」を積極的に提案することもあるはずだ。

ところが、精神科領域以外の医療現場では、この「先延ばし」はどうも良くないこととされているようなのだ。

最初にそれを知ったのは、大学病院の総合診療科で勉強のために外来診療をしているときだった。「微熱がときどき出る。なるほど。じゃ今日はこの検査をしますから1週間、熱の記録をつけてきてもらって、それを見ながら検査結果の説明をします」とそのうちにおさまる可能性にも期待しながら何週間もかけて診察を進めていたら、指導医（とはいっても年齢は私の半分くらいだ）に「どうしてこんなに時間かけてるんですか。あの検査とこの検査は即日、できるでしょう。その日のうちに決着つけてくださいよ」と注意された。私は「それほど緊急性がないと思ったので……それに今日、傾聴しただけでも治るかもしれないし……」などと口の中でモゴモゴ言いそうになりながら、ふと「そうか、身体を診る科って即日診断なんだ！」とはじめて気づいて、思わず指導医に握手を求めそうになった（そうはしなかったが）。

さらに、診断がつかない初診の患者さんだけではなく、糖尿病などの慢性疾患の外来治療でも、近年、「先延ばし」はひどくきらわれている。「治療目標に達していないのに漫然と同じ処方を継続していたり、原因の検索をしないままにしていたりすること」は、「臨床イナーシャ（惰性）」と呼ばれているのである。「うーん、じゃ今月はこれまでと同じお薬、また来月検査しますか」という私の態度は、「先生、のんびりしてますね」と笑ってすませられるどころではなく、改めるべき「臨床イナーシャ」だったのである。

精神科では「じっくり患者の悩みに寄り添う医者」が、内科や総合診療科では「あの人は臨床イナーシャに陥っている」と言われてしまうのだ。診療科が違うだけでこんなにも変わるものか。「基本は即断即決、即断即決」と念仏を唱えながら、イナーシャと闘っている私である。

Ⅳ

私のヒヤヒヤ体験

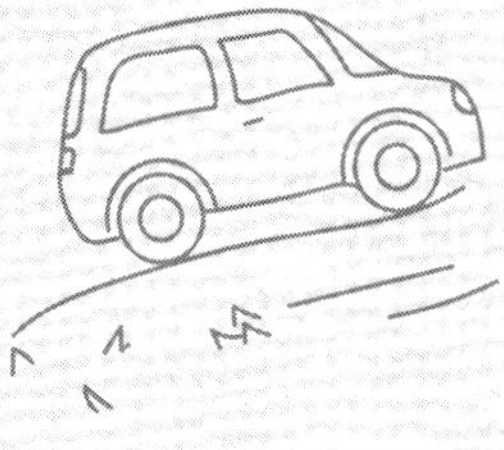

ストレスじゃなくて尿管結石だった！

それでも、1年くらいたつと自分の中で「おっ、これはできる」と思えることも増えてきた。これまでまったくできなかったのに、今はできるようになったこと。その筆頭は「腎機能が悪い糖尿病の血糖降下剤の調整」だ。

……いや、それはウソだ。そう言ってみたいものだ、という理想を述べただけで実際は違う。

いちばんできるようになったのは、なんといっても「クルマの運転」だろう。医療と関係なくて申し訳ないが、事実なのだから仕方ない。

２０２２年4月に穂別に来たときには、診療所と数百ｍも離れていない医師宿舎の間を運転するのも精いっぱいだったのに、今ではやろうと思えば穂別から70㎞、100㎞離れた苫小牧市や札幌市までも運転して行ける。

これまで水泳、エアロビクス、さまざまな楽器、語学、鉄棒の逆上がりなど、何度となく苦手だったことに挑戦してきたが、いわゆる「結果が出た」ことは一度もない。

それなのに、「たぶん絶対できないはず」と思っていた運転は、なんとかできるようになったのだ。「運転？　誰でもできるだろう？」と言われるかもしれないが、私にとっては想像をはるかに超えた進歩なのだ。

こんな具合に調子に乗り、東京の友人に「こちらに遊びに来るときは新千歳空港まで迎えに行きますね」とメールしたら、「ありがとう」という返事の最後にこう記されていた。「運転できるようになってちょうど1年目くらいが事故を起こしやすいとも聞きます。なれてきて油断しないよう、気をつけてね」

私はゾッとした。運転についてではない。日常の診療に関して、最近、その「なれてきての油断」が出ているのを感じるからだ。しかもそれは、「精神科医からへき地医になった医者ならではの油断」であった。

最近の私の〝ヒヤリハット〟について書いてみたい。繰り返すが、実際のケースの話ではなく、〝似たようなことがあった〟と思ってもらいたい。

前にも書いたように、「科にかかわらずどんな相談でも応じます」とうたっているこの診療所には、からだの不調からケガ、動物に咬まれた、虫に刺されたなどの傷など、ありとあらゆる人がやって来る。もちろん、中には「眠れない、胸がモヤモヤする、外出しようとするとおなかが痛い」など、心身症領域からメンタル相談に近い訴えの人も来る。

「これはメンタル科の対象だな」と思うと、つい総合診療科のワクを超えて対処しそうになる。「夜、布団に入ると心臓がドキドキする？ ……心雑音なし、心電図は洞調律で不整脈もなさそう、血液検査も甲状腺ホルモン含めて異常なし」などと器質的疾患がほぼ否定されそうとなったら、総合診療科ではどうするか。日常の生活などについて確認し、単純な休息の不足と考えられたら「少しゆっくり休んだ方がいいですね」などとシンプルな助言をするだろう。それ以上、「実はご近所の人たちとうまくいかなくて気が沈んでしまって」など少々込み入った話になってきたら、「ではメンタルの専門機関に」と診療情報提供書を書くに違いない。

ところが、これまた繰り返しになるが、当地には近隣にすぐ受診できるメンタルクリニックがない。加えて、心の奥から〝昔取った杵柄《きねづか》〟のスピリットもわいてくる。そこでちょっと身を乗り出して、「よかったらそのご近所とのトラブルについて、もう少しお話聴かせてくれませんか」と言ってしまうのだ。診療所の所長や他のスタッフは「ああ、またやってるよ。それはこの診療所でやるべき範囲を超えているだろう」と思っているかもしれないが、「まあ、古巣の精神科がなつかしいのだろう」と大目に見てくれている。

　ところが、そうやって〝元のなわばり〟である精神科のフィールドに呼び込むと、今度は総合診療科医としての見方ができなくなってしまうことがある。以下は具体的な話になるので、アウトラインだけにとどめさらに変更も加えてある。実例というより、「こんな感じのできごと」と思って読んでもらえれば幸いである。

　繰り返す腹痛や下痢で来院した患者さん、例によって器質的疾患は除外され、診断基準から過敏性腸症候群《かびんせいちょうしょうこうぐん》と考えて処方とともにストレス・コーピングに時間を割いて対処していたが、経過中、腹痛が増強した。結果的に新たに出現した尿路結石《にょうろけっせき》だったのだが、瞬間的に「過敏性腸症候群の延長の痛みだ。また何かストレス因子で増えたのか」と考えそうになったのだ。あとから振り返れば典型的な結石の所見が出そろっていたのに、頭がすっかり精神科医モードになっていたのだ。もちろん、結果的には事なきを得たのだが、「あのままずっと尿路結石に気づかないままだったら」と冷や汗が出た。そういうような「知らないうちに精神科医モードになりすぎ、あやうく身体的な重大な疾患を見逃しそうになった」というヒヤリハットを、この2か月あまり何件か経験したのだ。

よく考えれば（いや考えなくても）、「内科の患者さんのメンタルな問題に、メンタルの患者さんの内科的な問題にも目を配る」というのは当然のことだ。うつ病の人でも肺炎や肺結核にもなれば、統合失調症の人が狭心症《きょうしんしょう》や大腸がんになることだってあるだろう。しかし、精神科クリニックにいれば「熱があるんですか？　ちょっと内科にも行って」と伝えればよいのだが、当地ではいくら抗うつ剤の処方を求めて来た人であっても、「熱があるんですか？　じゃ血液検査をして胸のレントゲンを撮って」とモードを切り替えて検査と診断を進めなければならない。これぞまさに「全人的医療」というやつなのかもしれないが、それを行うのは相当にたいへんだということがわかってきた。

ちょうどこの診療所に来て1年が経過した頃で、「内科疾患の治療がメインの人でも、メンタルがメインの人でもどっちでも大丈夫」と少しばかり自信がついてきたつもりだったのに、と私は小さからぬショックを受けた。そして、命にかかわるような身体的疾患の見逃しを防ぐためには、やっぱり〝昔取った杵柄〟を振るおうなどとは考えずに、総合診療科の門前の小僧に徹した方がよいのでは、などと悩んでしまった。

こんな弱気なことを言えば、「いや、基本的なプライマリ・ケアもしながら精神科医としての経験も生かす、身体医学と精神医学とを別ものと考えずに両方に目を配る、やればできるはずだろう」という声が聴こえてきそうだ。私もこれまでは「同じ医学なのに、その他を身体医学などと称して、あたかも精神医学がそれと対立する診療科のように位置づけるのは間違っている」と考えてきた。ただ、自分自身の中に「からだかこころか」という対立軸があり、軸足を常にそのどちらかにのみ置く、というやり方でなければうまく診療ができないのである。

考えてみれば、かなり以前になるが、「へき地でプライマリ・ケアをやってみたい」と思ったとき、「まずはマンガで」と安易に考えて、その道の大家である徳田安《とくだやす》春《はる》先生が主人公になって研修医を指導する、というコミックを数冊、購入した。そこではじめて読んだエピソードが、研修医が発熱者を診察し、感染性心内膜炎《かんせんせいしんないまくえん》を見逃しそうになる、というものだった。

以下は正確な引用ではないが、「頬粘膜《きょうねんまく》・口蓋《こうがい》の点状出血《てんじょうしゅっけつ》は？　爪下《そうか》点状出血、手《しゅ》掌《しょう》・足底《そくてい》の斑点《はんてん》（Janeway lesion）は？　逆流性の心雑音は？」「見逃すと弁《べん》破壊により大動脈弁閉鎖不全《だいどうみゃくべんへいさふぜん》・僧帽弁《そうぼうべん》閉鎖不全が進行して死に至る可能性がある」「すみやかに血液培養を2セット」といった内容に、「もしへき地医療の世界に飛び込んだとして、私は感染性心内膜炎をちゃんと診断できるだろうか。というより、まずは鑑別診断としてこの疾患を疑えるだろうか」と震えあがった。

それから実際にへき地医となり、今のところまだ「感染性心内膜炎の可能性があるのでご精査・ご加療を」と診療情報提供書に書いて患者さんを都市部の病院の循環器内科に送ったことはない。ただ2度ほど、ベテランの所長に「この人、その可能性はないですよね」と相談したことはある。どちらの場合も、明解な理由とともに「この場合、それは鑑別診断に上がらないと思います」という答えが返ってきたのだが、少なくとも「これかも」と疑うことまではできているのだ。

ただ、このセンサーが働くのも「この診療所でしっかりプライマリ・ケアをやらなければ」という緊張感があってこそ、と思う。おそらく〝元のなわばり〟の精神科医モードのときは、親子関係で悩む人の話を聴きながら「なんか最近、微熱が続いて体重も減って」と言われても、「お母さんとのことがまだまだ重荷なんですね」などと言ってしまいそうだ。

初心忘るべからず。昔の人はよく言ったものだ。私もまた徳田先生のマンガを開いて、「プライマリ・ケアってたいへんなんだ。気を抜くと患者さんの命にもすぐかかわるんだ」と気を引き締め直す必要がありそうだ。とはいえ、心のどこかにはまだ「こころとからだ、基本的なことは両面診られる医者になりたい」という色気もある。「感染性心内膜炎を見逃さない精神科医」なのか、それとも「解離性同一症《かいりせいどういつしょう》にも対処できる総合診療科医」なのか。私が目指すべきなのはそのどちらで、いま現在はどちらの方に近いのだろう、などと答えの出ない問いを考え続けてしまう私である。運転も診療も、なれによる失敗をしないよう、初心を忘れず緊張感を持って（なるべく）がんばっていきたい。

鼻血が止まらない、そのワケは

これもかなり前なのだが、「鼻血が止まらない」と高齢の男性患者がやって来たことがあった。前の晩から鼻血が出ては止まり、を繰り返しているという。看護師が「血液サラサラの薬、飲んでなかったっけ？」ときくと、「うん、飲んでるよ」とのこと。止血されにくいのはそのせいだろう。

問題は、鼻血の出方だった。ふつう鼻血といえばどちらか一方の鼻腔から出るものだが、この人の場合、両側から出ているのだ。「喉の方から別の側の鼻に血が回ってるのかな」と考えたが、下を向いても同じだ。

私は、日本プライマリ・ケア連合学会が主催する「総合医育成プログラム」の耳鼻科の回で聞いたことを思い出した。このプログラムは週末に開催されるのをオンラインで受講するのだが、修了するには全部で18回以上の受講が必要とされる。日曜の朝から夕方までパソコンの前に座って、はじめて耳にするような話を聞き、グループで症例検討をし、毎回の認定テストを受けるのは、勉強になるとはいえかなりしんどかった。

――そうだ、その耳鼻科の回で、「鼻血は血液が喉に回って飲み込まないよう、患者に下を向かせ、両鼻翼を圧迫する。それでも垂れてくる血液は膿盆《のうぼん》で受ける」と習ったじゃないか。

そう思い出して目の前を見ると、男性はすでにそうしていた。看護師が膿盆を用意し、鼻翼を押さえるよう指示していたのだ。ただ、看護師も「うーん、やっぱり両方から出てるね。どうしてだろう？」と首をかしげている。前夜からの鼻血となると本人もかなり心配なはずだが、意外にのんびりした表情で「さあ？　わからんね」などと言っている。

私の頭の中には、今度は「総合医育成プログラム」の血液内科で聞いた「急性白血病」や「多発性骨髄腫《たはつせいこつずいしゅ》」などが浮かぶ。血小板減少性紫斑病《けつしょうばんげんしょうせいしはんびょう》などの良性疾患ではなくて、とにかく悪性度の高い疾患から思いつく、というのも私のような〝初心者〟にありがちなことだろう。

「もうこれは都市部の病院に行ってもらいましょう」と言うと、本人は「えっ」とちょっと驚いて「押さえてたら止まんないかね」と答えた。私は「いや、ハナの病気、もしかするとハナ以外の病気かもしれない。まずは耳鼻科に行きましょう」と言うと、看護師も「両側からってちょっとヘンだもんね。そうしようよ」と説得に加わってくれた。

それから都市部の耳鼻科医院に向かってもらい、数日後にそこから報告の手紙が来た。そこには「鼻中隔穿孔《びちゅうかくせんこう》、鼻出血《びしゅっけつ》」とあった。「止血されにくいのは抗凝固薬の服薬によるものでしょう。両側からの出血は穿孔のためでした」と書かれていたのだ。それからあわてて調べると、なんらかの原因で鼻中隔に穿孔が生じると、そのまわりにかさぶたができるなどして、反復性の重度の鼻出血を来たしやすいのだそうだ。

耳鼻科医の報告書には「本日はバイポーラで電気凝固止血《でんきぎょうこしけつ》を実施。1週間後に再診」とあった。「バイポーラ」と聞くと精神科医は双極性障害を連想するが、耳鼻科領域では電気凝固止血をする装置を指すようだ。

そうか。両側のハナから血が出ていたのは、鼻腔の真ん中に孔《あな》が空いていたからなのだ。というか、その孔があるから血が出やすくなっていた、ということだ。「両側からの出血」は何らかの内科的疾患の結果ではなくて、むしろ出血の原因そのものと関係していたわけだ。

そのあと、診療所の所長にその話をし「血液疾患かと思いましたよ」と言うと、「出血傾向があったらいきなり鼻血が止まらなくなる前に、からだに紫斑《しはん》ができたりするでしょう？　それを確かめましたか？」と言われ、「いや、あの……」と口ごもった。もちろん鼻出血に気を取られていた私は、全身のチェックなどしていなかった。気管挿管《きかんそうかん》や関節穿刺《せんし》どころではない。鼻血ひとつ、その原因を探ることも治すこともできないのだ。いまの時点でできるのは、せいぜい外の駐車場に出て行って、コロナやインフルを疑った患者さんの検体を採ってくることくらいだ。冬は零下20℃を下回る当地で白衣だけで戸外に出るのはかなりつらいのだが、「寒い、凍死する」などと言わずに、使い捨てカイロを二つ、三つとシャツに忍び込ませ、元気に外に出て行こうと思っている。

アナフィラキシーショックの人がやって来た

2023年の夏は北海道も暑かった。

その夏にちょっと反省すべきできごとがあったのだが、これは決して暑さのせいではなかったと思う。

着任1年目の昨年の夏は新型コロナの波が穂別にも押し寄せており、その検査や治療、感染届の記入などに追われ、実は暑かったかどうかの記憶もない。それを考えれば、「暑いなあ」と思ったり「やっぱりこれはいけない」と反省したりできる今年の夏は、まだ余裕があった、ということかもしれない。

そういえばこの年の夏は熱中症の人も多く受診し、毎日のように点滴をオーダーしていたが、それも暑かったせいか、それとも前年までに比べて住民の行動が活発になったせいか、それもわからない。たぶんその両方が関係しているのだろう。

熱中症と同様に多かったのは、ハチに刺されて受診する人だった。穂別は草むらや林も多く、キャンプ場も近いため、例年もハチに刺される人が少なくない。それでも、前年は「ハチに刺されました」という患者さんを外来で担当したのは、たぶん2、3回だったと思う。それが今年は2日に1回か週によっては毎日、あるいは日に何度も、ハチ刺されの人がやって来た。

ハチは何度も刺されているうちに抗体ができて、どんどんアレルギー症状が重くなる。場合によってはアナフィラキシーショックに陥り、命を落としかねない。さらに、刺されたのははじめてでも体質によってアナフィラキシーを起こす人もいるという。

穂別では、「何度も刺されたことがあり、全身にじんましんが出た」など「次はアナフィラキシーか」と予想される人には、なるべくアドレナリンの自己注射薬を処方して携帯してもらう。最近は、食物アレルギーの子どもも給食などで万が一の事態を防ぐため学校に持って行っているときくが、ホンモノの注射薬の箱に同梱されている練習用キットで患者さんといっしょに練習するときは、いつも緊張する。キットだから針は出ないのだが、「ハチに刺されたと思ったら、これをズボンの上からでもグサッと刺して」などと指導しながら、「もし自分だったらそんなことできるだろうか」などと考えてしまう。

ただ、アナフィラキシーショックは本当に恐ろしい。実は当地でもすでに何人か、そこまでアレルギー症状が進行した人が出ている。そのひとりに対応するとき、ちょっとした失敗をしてしまった。

いや、失敗といっても、決して患者さんの病状にさしさわりがあるような対応の間違いをしたわけではない。あくまで私の中での失敗という意味なので、安心して読んでほしい。

例によって個人が特定されないように、細部までは書かないようにしよう。当直にあたっていたある日、救急車から診療所に電話が来て、ハチに刺された人を搬送したいというのだ。血圧も血中酸素飽和度《けっちゅうさんそほうわど》も大幅に下がっており、救急車到着時には意識もほぼなかった。本人はアドレナリン自己注射薬を持っておらず、救急車にも積載していない。

おそらく、アナフィラキシーショックと考えて間違いないだろう。

「これから10分ほどで到着します」と言って救急隊からの電話が切れたあと、私は猛スピードでいろいろ考えた。おそらく患者さんは酸素マスクで酸素吸引をしながら来るだろう。それは続行だ。血圧が下がっているならまずアドレナリン。その前に血管ルートを確保して、輸液も急速に開始しなければならない。

――いや、もし酸素マスクで十分に酸素化がはかれないときは？

アナフィラキシーショックでは気道狭窄《きどうきょうさく》で呼吸不全が生じるので、一般の酸素マスクだけでは十分に酸素が供給されない場合がある。そのときは気道確保のために気管挿管しなければならないだろう。

気管挿管。

実は私は、まだひとりでこれをやったことがない。「年にひとりかふたりは、緊急の気管挿管が必要になる人もいます」と診療所の所長に言われ、「経験がない」と言うと、診療所はビデオ喉頭鏡《こうとうきょう》がセットできる挿管《そうかん》チューブを用意してくれた。もちろんその説明書を読んだり、動画で使い方を予習したりはしている。ただ、幸いにもこの1年、診療所でその必要がある患者さんがおらず、それを使う機会はなかったのだ。

言うまでもないことだが、気管挿管とは、気管内に直接、気管チューブを入れて気道を確保する方法である。全身麻酔の際にもこれが行われるが、診療所ではなんといってもCPA（心肺機能停止、Cardiopulmonary arrest）の患者さんが運び込まれたときの人工呼吸でこれが必要になる。自発呼吸ができない患者さんの口や鼻にいくら酸素マスクをあてて酸素を送り込んでも限界があるので、気管支や肺に少しでも酸素を送り込むためにはこの方法しかない。

つまり、診療所ではこの気管挿管は「患者さんの命がかかったとき」に行われる。失敗は絶対に許されない、という心理的プレッシャーの中で手早くやらなければならない、というのがまたハードルを上げる。

では、この気管挿管はむずかしいのか。救急外来で経験を積んで当診療所に地域研修にやって来る研修医たちに尋ねると、ひとによって「苦手です」「すぐにできますよ」など答えは千差万別。

やり方としては、喉頭鏡という道具を使って喉をしっかり開き、声帯やその奥の気管をしっかり目で確認して、そこにチューブを挿《さ》しこむ。その動画は何度も見たし、大学病院のシミュレーターでも練習してみた。しかし、あわただしい救急医療の現場ではいつもゆっくりその作業ができるわけではなく、「ううん、声帯がよく見えない！でもたぶんこのへん！」とカンでチューブを入れることもままある。それで入らなければ「あれ、角度が違うのかな」とやり直せばよいのだが、それよりももっと恐ろしいことがある。

それは、「よし、チューブが入ったぞ！」と思っても、喉のあたりには悩ましいことに空気の通り道の気管と食べものの通り道の食道、ふたつの管が並行して走っており、チューブが食道の方に入ってしまっているかもしれないのだ。最初、それを聞いたときには一瞬、「もし食道にチューブが入ったとしてそんなに害はないのでは」という気がしたのだが、それはとんでもない間違いだ。患者さんは自発呼吸がないのに食道から胃につながるチューブに酸素を送り込んでいたら、その間は無呼吸で低酸素血症が一気に進むことになる。ある麻酔科医がブログにこんなことを書いていた。一部を編集して引用させてもらおう。

「手術室内で気管挿管するつもりで食道挿管してしまい、もしもそのまま気づかずに放置すれば、低酸素血症をきたして患者さんはほぼ確実に死亡するだろう。食道挿管になっていないか、正しく気管挿管されているかは、完全に確実に確認しなくてはならない」

私は医学部の学生時代から、なぜか「医者とは気管挿管ができる人」というイメージがあり、なんとかしてその手技を身につけなければと思っていた。私が医者になる頃はまだいまの臨床研修制度がなかったので、「来年からお世話になります」とあいさつに行った大学病院の精神科の医局で、医局長の先生に私は言った。

「気管挿管ができるようになりたいので、精神科に来る前に1年かせめて半年、麻酔科で研修してきてよいでしょうか」

なんでも行き当たりばったりで「選択肢があるときはラクな方を選ぶ」をモットーに生きてきた私にしては、画期的なほど建設的な申し出だった。しかし、医局長は首を縦に振らなかったのだ。

「『鉄は熱いうちに打て』ということわざを知ってるよね？　まずは精神科に入って

基本を身につけて、それから必要だと思ったら麻酔科に研修に行けばいいんじゃないかな」

いま思えばあそこでもう少し食い下がっておけばよかったのだが、そこはあきらめの早い私のことなので、あっさりと医局長の提案を受け入れた。そこで脳裏からは「麻酔科で緊急対応や全身管理を学びたい」という前向きな気持ちが消え、私は「気管挿管のできない医者」のままここまで来たのだ。

それでも「気道確保もできない」というのはコンプレックスとなって頭の隅に残り、新しく精神科医と知り合いになるたびに「先生は気管挿管ができますか」と質問してみる。もちろん若い医者は臨床研修の救急外来で鍛えられるから、誰もができる。ただ、私のように研修制度を経ずに精神科医になった医者の中にも、ときどき「できますよ」と答える人がいる。「若い頃に勤めていた総合病院では、ときどき救急で来た人や院内の急変者を全部、診て、必要に応じて専門医や主治医を呼ぶ、という〝全科当直〟の当番があったんですよ。そこで気管挿管くらいできないとお話にならないからら」といった体験談を聴いては、「すごい。これぞ医者だ」と尊敬したりうらやましくなったりしていた。

そんな昔のことを思い出しているあいだにも、どんどん救急車は近づいてくる。

いや、気管挿管だけなら、何度か頭の中でシミュレーションした「ビデオ喉頭鏡つきガイドつき」でなんとかなるかもしれない。ただ、アナフィラキシーの場合は喉頭《こうとう》浮腫《ふしゅ》で挿管チューブが入らないことがある。あるいは、呼吸不全が高度で窒息の危険があり、ゆっくりビデオ喉頭鏡などで確認している場合ではない、ということもあるだろう。そういう場合は、「輪状甲状間膜切開《りんじょうこうじょうかんまくせつかい》」といって喉《のど》の甲状軟骨《こうじょうなんこつ》と輪状軟骨《りんじょうなんこつ》のあいだに位置する間膜に太い注射針などを刺して、とりあえず空気が気道に入る状況を作らなければ命にかかわる……。

そこまで考えた時点で私は、「もうダメだ」と思った。そして、病棟のナースステーションから、この診療所の所長の携帯電話に電話をかけたのであった。診療所のすぐそばの宿舎から「すぐに行きます」と所長が駆けつけてくれたのと、救急車が到着したのはほぼ同時であった。

細かいプロセスは省くが、その患者さんには気管挿管や輪状甲状間膜切開までの必要はなく、ことなきを得た。

着任して1年半近く、当直は所長と隔日でやっているが、これまで所長にＳＯＳの連絡をしたことはなかった。所長は、救急対応などになれていない私の当直を心配し、「何かあったらいつでも呼んでください」といつも言ってくれている。おそらく、当直でない夜も宿舎で待機してくれているのだろう。そういう所長の気づかいがわかるからこそ、私は「自分で対処できるときにはなるべく自分で」と心がけ、私などよりずっと急患になれている夜勤の看護師たちと相談したり、研修医向けの「当直医マニュアル」などの虎の巻をひっくり返したりしながら、なんとかこの1年半をしのいできたのだ。

この診療所では夜間の血液検査や画像検査はできないので、それらが必要な場合はすみやかに都市部の病院に救急搬送する。当直の翌朝、「昨夜はこういう患者さんが来たんですけど、ここでは対応がむずかしいと考えて総合病院の当直医に連絡して受けてもらいました」などと報告すると、たいていのケースで所長は「それでよかったと思いますよ」とうなずいてくれ、そこで肩の荷がようやく降りるということも少なくない。

それなのに、ついに「ハチ刺されのアナフィラキシーです、気管挿管が必要かもしれません」と電話してしまった……。

これじゃなんのための当直なのか。私は自分が恥ずかしくなり、おおいに反省した。「やっぱり若きあの日、精神科に入局する前に麻酔科に行っておくべきだった」とそれを止めた医局長の顔がチラリと頭に浮かんだが、それは責任転嫁というものだろう。次のときに備え、今度、大学病院で「気管挿管シミュレーター」のトレーニングを受けておこうか。

一人前のへき地医になれるのは、まだまだ当分、先のようだ。私の人生が終わるのとどちらが先だろう、などと考えてしまうこともある。

やらなすぎもダメ、でもやりすぎもダメ

また失敗をした。

今朝も病棟の回診に行くとき、聴診器を忘れてしまった。担当患者さんには誤嚥性《ごえんせい》肺炎《はいえん》の人もいるのに。いっしょに回った当診療所の所長がその患者さんのところでさりげなく聴診器を取り出して音を聴いて、「だいぶ良くなってますね」とカバーしてくれた。「もうけっこう長くここにいるのに、まだ私はプライマリ・ケア医になりきれてないんだ」と恥ずかしくなった。

かと思うと、逆にいらないことまでやりすぎてしまう場合もある。

たとえば、熱とあちこちの関節の痛みを訴える患者さんが来たとする。肺炎などの感染症ではなさそうとなると、「これは膠原病《こうげんびょう》では」という考えが頭をよぎり、一般的な検査に加えてリウマチ因子、抗ＣＣＰ抗体などはまだいいとして、内科の教科書を引っ張り出して「抗核抗体に免疫グロブリンに……」とあれこれ追加してしまうことがある。これまた所長にさりげなく「うーん、膠原病かなと強く疑ったら、あとは都市部の専門医を紹介したらどうでしょう。この検査のどれかがちょっと高かったとしても、専門医じゃなければ評価も治療もできないですよね」と言われ、「その通りですね」とうなずく。所長のさりげなさに救われながらも、またまた恥ずかしさでいっぱいになる。

へき地にいると、この「どのタイミングで都市部の専門医に紹介するか」が大事ということがわかってきた。ここで「タイミング」とひとことで表現したが、これにはいろいろな意味が含まれている。

医療上の理由からは循環器内科、血液内科などの専門医を受診した方がよい場合でも、私がいる穂別から総合病院のある苫小牧市までは75kmも離れているのだ。しかも、電車や直通バスはない。車で片道1時間半ほどの道のりを運転してくれる家族がいる場合はまだよいが、そうでなければバスなどを乗り継いで一日がかりとなる。

先日もある人が、「苫小牧市の病院に行けと言われたから、朝から出かけて受診しましたが、検査やなんかですごく待たされて、結局、夕方のバスに間に合わなくなりそうになって処方せんはもらわずに戻ってきました」と言った。「え、クスリをもらえなかったの？　それじゃ意味がないじゃない」とその人を責める気にはとてもなれない。「送迎の家族もいないしバスを乗り継いで行く元気もないから、なんとかここで診てほしい」と言う人も少なくなく、その場合はできることの限界を承知してもらった上で治療を継続する。

「もう何歳だから医療はこのへんで打ち切り」という〝年齢トリアージ〟には私は反対の立場だが、日常の臨床では「先生、私はもう90だよ」「そうですよね。遠い病院にあちこち出かけたら、それだけで体力なくなっちゃうかもね」とごく自然に年齢が考慮されることもある。

少し前になるが、90代後半の女性の採血をしたら、重症の貧血が見つかったことがあった。もともと慢性腎不全《まんせいじんふぜん》があって腎性貧血《じんせいひんけつ》として治療していたのだが、それだけでは説明がつかないほど貧血が急速に悪化していた。下血《げけつ》や吐血《とけつ》などはないようだが、からだのどこかにがんがあるのか。もちろん、多発性骨髄腫《たはつせいこつずいしゅ》など造血能《ぞうけつのう》の異常も当然、視野に入ってくる。

ところが、本人はフラつきや息切れもないのだという。私が「貧血がちょっと悪くなってるみたいなんですよ」と説明しても、「トシだからね。いろいろ悪くなるでしょ」とどこ吹く風だ。

この女性は、近くに子どもや孫がいるにもかかわらず、夫が亡くなった後も同居は拒んでひとり暮らしを続けていた。しかも、家庭菜園もやり続けており、受診時にはときどき下ごしらえした野菜を「先生、このウドはこのまま酢味噌《すみそ》かければおかずになるから」と持ってきてくれるようなしっかり者なのだ。

「貧血の原因を大きな病院で調べてもらいましょうか」と言うと、予想していたことではあるが「もういいよ。穂別でやってよ」とあっさり断られた。とはいえ、骨髄検査などはとてもできない。私は「申し訳ないんだけど、一度、娘さんといっしょに来てもらえませんか。みんなで相談しましょうよ」とお願いした。

近くに住む娘さんはふだんから母親のことを気にかけているやさしい人で、そのあとすぐに来院してくれた。本人も交えた診察室で、私は貧血の状態を説明し、「血液のがんがないかどうか、専門の病院で調べてきてもらった方がいいと思います」と話した。

すると、真剣な顔で聴いていた娘さんより先に、あと数年で100歳を迎える彼女がこう言ったのだ。

「先生、私を生かす気だね。生かしたいんだね?」

私は思わず、「そう、そうなの、まだ生きてもらいたいの！　また野菜や果物を持ってきてもらいたいし！」と口走った。すると彼女はニヤリと笑って、「わかった。じゃその病院に行ってみるよ」とうなずいた。私はホッとした。

ところが、その後、紹介して受診した総合病院の血液内科で、彼女は骨髄検査などを断り、「がんだとしても穏別でできる治療にしてほしい」と言ったようだった。先方の専門医もそれをよく理解し、考えられる診断とともに、抗がん剤などを使わない場合の対処法が記された、とても丁寧な診療情報提供書が送られてきた。

「えっ、検査もしなかったし向こうでの治療も断ったんですか？」

久しぶりに来院し、いつものようにひょうひょうとしている90代にそう言うと、

「そうだよ。向こうからもらったクスリも飲んでないよ。こっちから出してもらってるクスリは全部、飲んでる」と当然のように言う。「あっちの先生も〝穏別でできることを手紙に書いとくね〟って言ってくれたよ。それでいいの」

ここまで聴いて、ようやく私は気づいた。彼女は「ここでは検査ができない。一度、専門医のところを受診して」とうろたえる私のために、わざわざ遠い病院まで行って

くれたのだ。そして、「穂別診療所でできること」の助言を取りつけてきてくれた。最初から遠い病院に入院したり、そこで検査を受けて本格的な治療を受けたりする気がはなかったのである。

このときもいっしょに来てくれた娘さんも、「本人もこう言ってるし、こちらでよろしくお願いします」と頭を下げた。私はあわてて、「いえいえ、こちらこそ遠い病院を受診してもらう手間をかけてごめんなさい。でも、行ってくれたおかげで状況も確認できたし、お母さんの方針も改めてよくわかりました」と頭を下げた。

私が娘さんと「お願いします」「こちらこそ」などとやり取りしていると、患者さん本人はさっさと席を立ち、「ほら、行くよ。今日は家でやることがあるんだから」とわが子を急《せ》かした。娘さんも「はいはい。若いときからこんななんですよ」と苦笑いしながら、どこかうれしそうだ。

とはいえ、重症の貧血は改善したわけではなく、今後、いつ臨床症状が出てくるかもわからない。このままひとり暮らしを続けてもらっていいいんだろうか、という考えが頭をよぎったが、すぐに「いやいや、ご本人が何よりそれを望んでいるんだ。家族もハラをくくっている。私はそれが完遂《かんすい》できるように全力を尽くすだけだ」と思い直した。

「じゃ、気をつけてくださいね。もし家でめまいやフラつきが出たら、夜でもいつでも電話してね」と診察室から出て行く女性に声をかけると、「はいよ」と言って「あ、そうだ」と振り向いてバッグからビンを取り出した。

「庭の木にハスカップがなったからね。ちょっと寄った息子に採ってもらってジャムにしたよ。パンにつけるとおいしいんだよ」

ハスカップとは、北海道特産のベリー系の果実だ。いまは栽培している農家も少なくないが、もともとはどこにでも自生している〝ちょっとすっぱい子どものおやつ〟だったという。「えっ、大きな病院に行ったりして忙しかったのに、その間にジャムを作ったの！」と驚くと、「そうだよ」とニヤリ。宿舎に戻るまで待ちきれず、医局でビンのフタを開けてひとさじ口に入れると、目の覚めるようなすっぱさのあとに素朴な甘味が口いっぱいに広がった。「やっぱりこんな人を遠い町の病院に入院させるわけにはいかないな」と私はひとりうなずいた。

「若い医者は患者さんに教えられて育つ」といったフレーズをよく聴くが、年寄りの医者もこうして患者さんに助けられ、教えられながら育つというよりなんとか日々を送っている。来年は100歳間近となるこの女性は、きっと来年もハスカップジャムを届けてくれるに違いない。私もその頃には、今よりはちょっとはマシなプライマリ・ケア医になっていたいものである。

パレスチナに胸を痛めながら整形外科医に教えを乞う

ついに穂別にも冬が来た。ここに来て冬は2回すごしたが、はっきりと「今日から冬だ」というのがわかった。

たとえば２０２３年は、11月14日がそうだった。朝、起きて外に出たら家の前も野原も真っ白。寒暖計はちょうど０℃を指している。これから長い雪と氷点下との格闘が始まるのだ。

その日の夜は宿舎での待機当番だったが、朝４時頃、病棟から電話がかかってきた。

眠い目をこすりながら起きて着替え、「寒い……」とつぶやきながら向かう。しかし、対処がすんで5時半頃、宿舎に戻り、スマホを見た私は息を呑んだ。

23年10月から戦闘が続くパレスチナ・ガザ地区の医師が、ＳＮＳに自分たちが休む場所の写真をあげていたのだ。大勢の医師が院内の一室の床に毛布を敷いてスクラブ姿のまま横たわり、コートなどをかけて身を縮めて寝ている写真。もうずっとそうやって病院に寝泊まりし、時間に関係なく今できることを続けている。夜中に呼ばれるといってもせいぜい1、2件、それ以外は暖かい部屋でベッドに身を横たえることができるのに、「眠い」「寒い」などと言っている自分が恥ずかしくなった。

これはいくつかのエッセイに何度か書いたことなのだが、そもそも私が穂別診療所にやって来る直接の原因になったのは、アフガニスタンで医療と灌漑《かんがい》事業を行ってきた中村哲《てつ》医師の衝撃的な死であった。２０１９年のことだ。あのときも私は、「自分が安全な場所でラクをしているのは恥ずかしい」と思い、アフガニスタンなどに行く道を探った。しかし、国際医療活動の経験のない私がいきなり海外に拠点を移すのはむずかしいとわかり、それぞれの仕事を続けながら休暇を取って活動する「北海道パレスチナ医療奉仕団」に入ったのだ。

するとと、不運なことに今度はコロナ禍が始まり、海外に行くことそのものが不可能になった。「私はよほど国際医療貢献に縁がないのだな」と思ったが、ふと「医療貢献の場は海外ばかりではない。すぐ近くにもあなたの力を必要としているひとがいるかもしれない」という生前の中村哲医師の言葉を思い出した。そこで、目標を「国内のへき地での医療活動」にシフトして、穂別診療所に着任することになったのだ。

北海道パレスチナ医療奉仕団は２０２２年からパレスチナでの医療活動を再開したが、へき地医療に身を置いている私は休暇がほぼ取れない。「いつかそのうち」と言っているうちにこの10月7日、大規模な戦闘が始まった。10月末からパレスチナに行く予定だった数人の医師や看護師、大学や高校の教員などは、渡航延期を余儀なくされた。事態は悪化の一途をたどり、彼らがこれまでガザ地区で医療支援を行ってきた病院も攻撃された。毎週のオンラインミーティングでは、現地でこれまでサポートしてくれた人たちやその家族の被害が伝えられることもある。

――もし私も今年、パレスチナに行く予定だったら。もし、向こうにいる間にこの攻撃が始まっていたら……

――もし日本でも紛争に限らず大きな災害が起きて、孤立したこの地区の診療所から退避するのがむずかしくなったら……

いろいろな考えが頭をよぎり、胸が苦しくなる。

そんな中でも、毎日の診療はいつものように続いていく。この診療所には1週間に半日、都市部から整形外科の医師が診療に来てくれる。主にふたりが交代で来るのだが、ひとりが若手の理論派、もうひとりが年配の温情派という印象だ。高齢化が進むこの地区には、「膝が痛い」「肩が上がらない」という症状を抱える患者さんがたくさんおり、整形外科外来は毎回、押すな押すなの大盛況である。

いつも予約はすぐに埋まるのだが、内科中心の総合外来に来ている中にも「うーん、これは来週、整形外科の先生に診てもらいましょうか」という人がいる。そういうときは「どこかの合い間にもうひとりだけ入れてもらえないかな」と看護師さんに頼み、ナイショで予約表に名前を加えてもらうのである。少しやましい気持ちになるが、患者さんの利益のためだから仕方ない、と自分に言い聞かせる。

では、整形外科の医師がいない日はどうするか。もちろん、私を含めた常勤医ふたりで整形外科的な問題に対処するのである。繰り返すが、高齢者が多いこの地区では、慢性の腰痛や膝痛《しっつう》だけではなく、転んだ、階段を踏み外した、脚立から落ちた、などの外傷もけっこうある。

先日は、家でちょっとした台に上がって作業をした後、勢いよく床に足をついてから痛みがある、という80代の女性患者さんが来た。見たところちょっと腫《は》れてはいるが、歩行はなんとかできる。レントゲンを撮って足関節の周辺、趾骨《しこつ》、踵骨《しょうこつ》などをひと通り見たが、骨折線があるようには見えなかった。「まあ打撲《だぼく》じゃないでしょうか」と伝え、湿布《しっぷ》と鎮痛剤を処方して帰宅させた。

ところが数日後、その人が「まだ痛い」と再び受診した。歩けるには歩けるが、だんだん痛みがひどくなってきた気がする、というのだ。見た目は相変わらず、腫れ、変色などは目立たない。ちょうどその日の翌日、整形外科の医師が来る日だったので、私はいつものようにウラから手を回し、看護師さんに頼んで予約表に無理やりその人の名前を加えてもらった。

次の日はちょうど、年配の温情派の先生の番だった。その人の順番が来たので、総合外来の診察を一時、中断して、整形外科の診察が行われている隣の部屋に入る。いつも笑顔のその医師に「飛び入りですみません！」と言うと、レントゲンをにらみながら「うーん、これは踵骨が折れてるな」とひとこと。私は蒼《あお》ざめた。骨折を見逃していたのだ。

あわてて「先生、どこに骨折があるんですか？　全然わかりませんでした」と言うと、レントゲンのその部分を指さしながら、「ほら、このあたり。うっすら周囲と連続してないでしょ」と教えてくれた。言われてみればそういう気もするが、それでもよくわからない。私は正直に言った。

「このあいだ受診にいらしたとき、レントゲンまで撮ったのに骨折を見逃してしまいました。いま骨折部を教えていただきましたが、今度同じような写真を見てもまた見逃しそうです」

するると、温情派の先生はにっこり笑いながらこう答えたのだ。

「たしかにいきなりこの写真だけ見たら、わからないのは当然ですよ。でも、僕たちは踵骨の骨折はけっこう多いことがわかってるから、どういう状況で起きたかとかどこが痛いかとかきいて、〃このあたりに骨折があるはずだ〃と思ってじっと見るんですよ。そうすると骨折線がなんとなく見えてくる、まあそういう感じです」

その言葉に私は「なるほど」と深くうなずいた。もちろん、そのためには「踵骨骨折は多い」という事前の知識や、「この所見は骨折だな」と疑う臨床の力が必要なのだが、最後は「絶対に何かあるはず」とレントゲンを見つめる執念が大切なのかもしれない。

最近、医療の場でも「認知バイアス」という言葉が知られるようになった。たとえば「こうに違いない」と先入観を持って患者さんやデータを見ると、「確証バイアス」によって客観的な判断ができなくなり、誤診につながるといわれる。教科書的には、「臨床所見を丹念に取って事前確率を上げることは大事ですが、『確証バイアス』を取り除くために、採血や画像のデータはまっさらな心で検討しましょう」となるだろう。それを考えると、「絶対あるはずだ」と執念を燃やすのは、むしろこの「確証バイアス」を強化することになりかねず、決して推奨される態度ではないような気もする。

とはいえ、実際の臨床現場では、「この人、何か病気があるはずだ」という直感に従い、あるところからは「きっとデータに異常が見つかるに違いない」と信じて追究していく、という〝認知バイアス的診断〟がけっこう行われている気がする。また、それこそがベテランの腕の見せどころとも言える。完全に主観性や直感を排除したいのなら、AI診断の方がすぐれているに決まっているからだ。

さて、踵骨の骨折が見つかった高齢女性は、幸いにして骨折部の骨のズレなどもなく、そのまま保存的に経過を見ることになった。私が「ごめんなさい。折れてたのに気づかなくて」と率直に伝えたところ、彼女は「やっぱり折れたんだねえ」となんだか楽しげな表情で言った。

ああ、患者さん自身が「ちょっと打ったにしてはずいぶん痛いな。骨折しているのかも」と気づいていたのだ。最初のとき、もっと「どう思います？　もしかして骨折かな、という感じですか？」と本人の考えをきくべきだった。ほかのケースでも、「先生、何か悪い病気のような気がするんですよね」とか「今回はきっとたいしたことなしでしょ」など本人の解釈がいちばん正しかった、ということがよくあるからだ。患者さん自身が自分のいちばんの先生。いやいや、そんなことを言うと、こちらの存在意義がなくなる。パレスチナの医療従事者たちに思いを寄せながら、私はこの地で自分にできることを精いっぱいやるしかない。

〝なんかありそう〟の先で混乱するんです

東京の病院から総合診療科の専攻医がやって来た。これから半年の予定で穂別診療所で診療を行う。今後、専門医試験を受けるためには「6か月以上の『医療資源の乏しい地域』での研修が必要」ということらしく、その研修先として当診療所にやって来たのだ。

ここの地区が「医療資源の乏しい地域」に認定されていると知ってちょっとイラッとするが、私だってそういうところで働きたいと思って来たわけである。それをすっかり忘れて、〝ここの人〟になっている自分がおかしい。

専攻医は医師になって6年目、ちょうどアブラが乗った時期というか、とにかくなんでも知っているしなんでもできる。救急対応から外来診療、病棟でのがんや腎不全の患者さんの緩和ケアまでをこなす姿を眺めては、「そうそう、へき地に本当に必要なのはこういう医者なのだ」とうなずいている。そして、その〝理想のへき地医〟と我が身とのギャップの大きさにゾッとし、「私もよく応募したし、診療所だってよく私なんかを採用したな。怖いもの知らずとはこのことだ」と今さらながら冷や汗が出てくる。

しかし、精神科医がみな私のように「へき地のプライマリ・ケア医としては使えない人間」かというと、もちろんそうではない。

「尾久《おぎゆう》守侑《かみゆ》」といえば、この春、現代詩の新人賞であるH氏賞を受賞したいま最も注目される詩人として知る人が多いと思うが、彼は精神科医でもある。さらにまだ30代前半だというのに、『精神症状から身体症状を見抜く』（金芳堂）などの専門書、しかも名著を世に出している。メンタル的な症状を訴えて外来にやって来る患者さんの中には、その背後に心不全や感染症、脳梗塞《のうこうそく》、内分泌《ないぶんぴつ》疾患などなどが隠れている場合がある、というたいへん大切なテーマについて、たいへん論理的に、それでいてつい引き込まれるような魅力的な文章を用いて書かれたこの本を見たとき、私は「どこかの名誉教授が長年の臨床経験をまとめたのだろう」と思った。それから著者の略歴に「２０１４年医学部卒」とあるのを発見し、「これは誤植だろう。２０１４年『卒』ではなくて『定年退官』ではないか」と思ったほどだ。

それからいろいろ調べて、著者の尾久先生が本当に30代の若手と知ったときの驚きは筆舌に尽くしがたい。その後、さらに詩人であることがわかり、今年、Ｈ氏賞を受賞したという報道を見たときは、思わず「精神医学界の大谷翔平だ！」とつぶやいてしまった。

さて、その『精神症状から身体症状を見抜く』にも、甲状腺機能亢進症《こうじょうせんきのうこうしんしょう》、甲状腺《こうじょうせん》機能低下症《きのうていかしょう》が取り上げられている。甲状腺機能亢進症では不安、イライラ、焦燥感が、逆に機能低下症では意欲の低下、疲れやすさが出てくるので、「心の病なのでは」と精神科を受診するケースが多いのだ。

精神科医が「これは甲状腺の機能異常では」と疑わずに、漫然と向精神薬を投与すると「いつまでたっても治らない」「なんとなく治った気もするがまた繰り返す」といった悲劇が起きることにもなりかねない。

実際にそんなケースを診たこともある。もうずいぶん昔になるが、長期間、他の医療機関で「うつ病」との診断で抗うつ剤を投与されていた人の血液検査を行ったら甲状腺ホルモンが低値であったのだ。患者さんに総合病院の内分泌科を受診してもらうと、「慢性甲状腺炎（橋本病）に由来する甲状腺機能低下症」との診断で甲状腺ホルモン剤が投与された。数か月後、経過を教えにきてくれたその人は、「気分もずいぶんよくなりました。ありがとうございます」と言ったあと、「でも……」と口ごもった。「もっと早くこの病気だとわかれば、時間をムダにしないですんだのに」と言いたかったのだろう。それをかわりに言うのもおかしいので、私は黙ってうなずくしかなかった。

ちなみにこの橋本病はたいへんにありふれた病気だ。日本内分泌学会のホームページ「一般の皆様へ」というページにはこんな説明が書かれている。

「橋本病（慢性甲状腺炎）は非常に頻度の高い病気で、成人女性の10人に1人、成人男性の40人に1人にみられます。ただし、橋本病だからといって、全員の甲状腺ホルモンが少なくなるわけではなく、橋本病のうち甲状腺機能低下症になるのは4～5人に1人未満です。大部分の人では甲状腺ホルモンは正常に保たれています。」

橋本病は10人に1人でそのうち甲状腺機能低下が起きるのは「4～5人に1人未満」ということだが、「未満」をどれくらいとカウントしてよいかわからないとはいえ、女性の数十人に1人は甲状腺機能低下症と考えてもよいのではないか。

尾久先生の本は、精神医療従事者向けに「正しい疑い方」が書かれた本だ。たとえば、「内分泌疾患かな？」とか、それが甲状腺ホルモン、副腎皮質ステロイドホルモン、成長ホルモンなど、どのホルモンの異常が起きているのかもわからない場合がある。本から引用させてもらおう。

「とはいえ、すべてのホルモンをいきなり検査に提出するのもそれなりにためわれるので、各内分泌疾患に特徴的な精神症状があるかを確認したり、それこそ身体診察などを試みたりするなど、単なるうつ病じゃないかもしれないと疑うきっかけの一つとするのがよいかもしれません。」

私はうなずく。「わかる。今ならそれくらいは私にもできる。でも……」

この「でも……」は、先ほどの患者さんのそれとは違う。その前後に言葉を続けるとしたら、こうなるだろう。

「精神科医なら、『待てよ。これは単なるうつ病じゃなくて内分泌疾患ではないかな？』と疑えば、あとは問題となるホルモンや器官まで絞らずに、内科に紹介して検査してもらえばいいのかもしれない。でも、私はもはや精神科医ではないのだ。その先の検査、診断、そして時には治療までをやらなければならないの……」

私がいる穂別診療所では、症状から甲状腺の機能亢進や低下を疑い、血液検査を行ってはじめて異常が発見された場合は、苫小牧市など都市部の総合病院を受診してもらうことにしている。しかし中には、70㎞離れた都市部まではどうしても行けないという人がいる。穂別には電車が通っていないので、都市部までは自動車を自分で運転して行くか、家族の運転で行くか、それもダメなら一日数便のバスを乗り継いで丸一日がかりで行くかしかないのだ。

「どうしても苫小牧までは行けない」となったらどうするか。それなしでは一日も外来診療ができない、というほど頼りにしている『ジェネラリストのための内科外来マニュアル』(医学書院)の甲状腺の項目にはこう書かれている。含蓄の深い言葉だ。

「機能異常を見ても焦って治療しない。安易な治療開始は病態の解釈を複雑にするだけでなく、不必要な副作用に悩まされることになる。」

これはたとえば無痛性甲状腺炎など一過性の機能異常の自然経過を見ているだけ、という場合があるからだ。その他、やせ薬、昆布、ヒジキなどでも機能異常が起きることがあるそうだ。この本には、「間違って治療される例」として、甲状腺炎などに伴う甲状腺機能の「低下相の時期に橋本病として一生涯レボチロキシン（著者注・甲状腺ホルモン剤）で治療される」という話が載っている。「橋本病なのにうつ病として一生涯ＳＳＲＩで治療される」という例に勝るとも劣らない恐ろしさだ。

こういった注意を頭におきながらおっかなびっくり治療を開始したり、あるいは都市部の病院から「確定診断がついて落ち着いたのであとはそちらでフォローを」と逆紹介されてきたりするケースでは、当診療所から甲状腺剤（商品名チラーヂン）や抗甲状腺剤（商品名メルカゾール）を処方することになる。ここであえて商品名を記したのは、私の中で「あれ？　どっちがどっちだっけ」と混乱することがあるからだ。

たとえば、逆紹介で当診療所からチラーヂンを処方している人の血液検査をしたとしよう。甲状腺機能の検査は検体を外部の検査機関に発注して行うので、２日くらい時間がかかる。返ってきた結果を見たら、甲状腺刺激ホルモンがかなり高くて甲状腺ホルモンがやや低めだった。そういう場合、当診療所に定期受診している人はたいてい近隣の住民だから、すぐに電話をかけて必要があれば当日に受診してもらう。これはへき地だからこそできることだ。

ただ、その電話の内容が問題だ。頭の中が整理できていないとこんな具合になる。

「もしもし。先日やった甲状腺検査なんですけど」「はい」「ちょっと甲状腺刺激ホルモンが上がっていて」「そうですか」「刺激ホルモンが上がっているということは、えーと、甲状腺の機能が低下、いや亢進、あれ、やっぱり低下か」「はあ」「ということで、いま飲んでいるメルカゾールを減らす必要が」「そういうの飲んでないけど」「あ、チラーヂンを増やすのか」「よくわからないけど明日行けばいいんだね」「そう、そうです！」

半年間の研修に来ている専攻医は、こんな常勤医を見てどう思っているのだろう。「やっぱり〝精神科あがり〟はダメだな」と思っているのか。今度、専攻医に言ってみよう。

「いや、先生、精神医学の分野にも、身体疾患を見逃さないように目をこらす尾久守侑先生のような人がいるんですよ、ほらこの本、見てくださいよ、すごいでしょう」

そう言ってあわてて尾久先生の詩集の方をわたさないよう、せいぜい気をつけなければならない。

V

改めて考える「精神科医の伝家の宝刀」

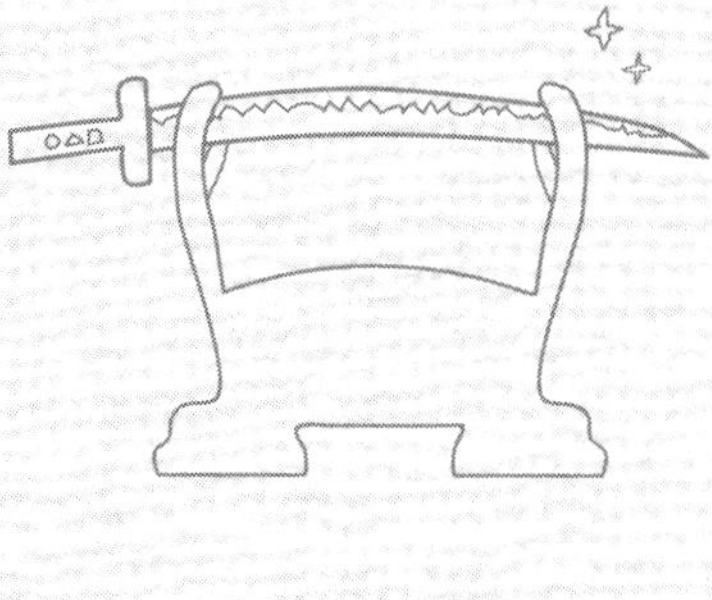

精神科医を辞め、辺鄙《へんぴ》な山奥の診療所のプライマリ・ケア医になって1年以上たった頃になっても、私は悩んでいた。なかなか腕が上がった実感が持てない。いつまでたっても、「所長、ちょっといいですか。このレントゲンなんですけど、結節影があるのやらないのやら」と頼ってばかりだ。研修医にも「CTのこのあたりって小腸？大腸？」などと基本的なことを尋ねて、相変わらず苦笑いされている。

しかも、まだ精神科医を完全には辞められていない。「精神科の先生にかかりたいんですけど」という人がいまだに週にひとり、ふたりとやって来る。相変わらず、「あの診療所には精神科医がいるらしいよ。しかも予約しなくてもすぐ診てくれる」と友人や親戚から聞いた、と言われているのだ。

その頃もいまも、いちばんの悩みは、自分の中での〝モードの切り替え〟だ。

当診療所には、毎日、50人から70人くらいの総合外来受診者がやって来る。ほとんどは再診の患者だが、中には新患もいるし、入院や高度医療機関への搬送が必要な人もいる。ときにはケガ、やけど、ハチ刺されによるアナフィラキシーショック、食中毒、熱中症など思わぬ事態で運び込まれる人もおり、外来はけっこうバタバタしている。とても精神科の初診患者の話をじっくり聴く、という雰囲気ではないのだ。「ここに来れば精神科医がすぐ診てくれるよ、って勧められて」とやって来た人たちには一応、外来の待合室で「ここはメンタル科じゃないし、精神科医もいないんですよ」と伝える。そのたびに「これまで長い間、積み上げてきたキャリアが水泡と消えた」という虚しい気持ちと同時に、自分で自分の過去を破壊したような妙な快感を味わう。「私よ、思い知ったか！」という、これまで感じたことのない感覚だ。

それでも「何時間もかけて来たのだから診てほしい」と望む人には、〝バタバタ〟の外来が落ち着くまで待ってもらい、午前の最後や昼休みなどで話をうかがう。そのあとは、なるべく自宅から行きやすい精神科に紹介するのを基本としているが、それがうまくいかない。

繰り返しになるが、当地からいちばん近いメンタルクリニックまでは、距離にして70㎞だ。さらに最近は、総合病院の精神科が閉鎖されたりクリニック院長が急逝《きゅうせい》したりして、「2千人の精神科通院者が行き場を失っている」といわれている釧路《くしろ》市からの受診もある。「それはたいへんですね。でもここに通えますか」と尋ね、「釧路空港から新千歳空港まで飛行機で来て、そこから一日2便のバスに1時間半乗ればなんとか」という答えが返ってきて、「それじゃ通院のストレスでかえって悪くなりますよ。ここはやめた方がいいです」と言ったことがあった。

さて、実はここまでの話は前置きで、本当に伝えたいのはこれからの話だ。「精神科医のいる精神科を受診に来ました」と最初から受診の目的がはっきりしている人には、「残念でした（とは言わないが）。ここには精神科医はいません」とこちらもはっきり言えばいい。ところが、「内科を診てもらいたくて来ました」という患者の中に、実は精神疾患だったり心理的要素が身体的不調の大きな要因であったりする人も少なくない。

そういう人は誰がどこで、つまり何科の外来で診ればよいのだろう。実はこちらの方が私にとっては悩ましい。

これは北海道とかへき地医療とかに限らない、市中《しちゅう》の内科やとくに「総合診療科」を掲げている医療機関ではどこでも起きうることだと思う。次は、外来研修をさせてもらっていた大病院の総合診療科で経験したことだ。特定のケースではなく、こういうことがままあった、という架空の話である。

母親とともに来院した大学生の女性。「からだがだるくて朝、起きられない」ということで、近医内科を受診、起立性低血圧《きりつせいていけつあつ》や甲状腺機能低下症などを含む器質的疾患《きしつてきしっかん》はおおむね否定されたが、さらなる精査をということで総合診療科を紹介された。問診や身体診察、持参した血液検査のデータから、追加で検査をして除外すべき身体疾患があるとは考えられなかった。

総合診療科医ならここで「何かストレスは？」「とくにないです」といったやり取りを交わし、「心理的要因はとくになし」とカルテに記載するかもしれないが、こちらはつい「大学では何を勉強しているんですか」などと別のアプローチをしてしまう。そうやって少し言葉を交わすと、彼女は芸術系の大学で特定の進路を目指した勉強をしているのだが、そのハードルは非常に高いこと、そして彼女自身もそれがむずかしいと気づきつつあるのに、両親の期待がいまだに大きいことなどがわかってきた。

――心の中ではもう高みを目指すのはやめて、ふつうの女子大学生に戻りたいのに、それを自分でも認めたくないし親にも言い出せない。その葛藤がからだの症状に出てるんだよね。それをまず自分できちんと言語化し、それから親に伝えることができなければ、この症状は消えないだろうな。

そこまでわかったところで、今度は私が悩み出す。

――ちょっと待てよ。これはすでに総合診療科の領域を超えた精神科の仕事だな。となると、この外来でそこまで考えるのは〝ナワバリの逸脱〟か。とはいえ、院内の精神科を紹介するとしても、心理的解釈を書きすぎると、いくら「僭越《せんえつ》ですが」「愚考《ぐこう》しました」といった自己卑下ワードを並べても「なんだ、この医者。そこまで推察してるなら自分で診ろよ」と言われそう……。

そして結局は、「じゃ少しここでやってみるか。なるべく2、3回で決着をつけよう」と精神療法的な展開にシフトしていくことになりがちなのだ。

こう書くと、「総合診療科医に精神科出身者がいると便利でしょう」と自慢しているように思われるかもしれないが、そうではない。私が言いたいのは、「精神科の専門領域とはどこからどこまでか」ということだ。なぜなら、前述のように解釈して患者が葛藤を言語化できるようにサポートする程度なら、何も精神科の専門医ではなくてちょっとその方面に関心とセンスがある総合診療医でもできなくはないからだ。だとするならば、「内科医とくに総合診療医に少しだけ精神科のトレーニングをすれば、精神科医のほとんどは不要になる」ということにもなりはしないか。

「なに言ってるんだ。精神科医にはその専門でなければ絶対的にできないことがある」という意見もあるだろうが、逆に「それはなんですか」ときいてみたい。たとえば、循環器内科の専門医であれば「心臓カテーテルはおまかせください」などとはっきり、「これは私の専売特許」というスキルやテクニックがあるだろう。いくらチャレンジングなプライマリ・ケア医でも、心臓エコーはやってでも「よし、心カテもやってみるか」とはならないと思う。

その点、同じ内科でも内分泌科や膠原病科は、やや「専門医の専門性」がわかりにくい科と言えるかもしれない。私自身、甲状腺機能の亢進《こうしん》がある初診患者を診たとき、抗TSHレセプター抗体を検査して無痛性甲状腺炎などが否定できたと考え、抗甲状腺薬の投与を開始してから、当診療所の所長に「うーん、この人はまずは機能亢進がある段階で、都市部の内分泌専門科に行ってもらうべきだったのでは」と言われたことがある。「鑑別疾患はいろいろあるし、追加検査を出しても僕らにはきちんと評価できないでしょう？　それは専門医の仕事ですよね」という所長の言葉に、「その通りだ」とうなずいた。つい「私にも抗ＴＳＨレセプター抗体のオーダーならできる」と思ってしまうのだが、実はそれは「プライマリ・ケア医が心カテをやる」というのと同じことなのだ。

では、精神科領域においてプライマリ・ケア医がやるべきこと、やるべきでないこと、もっといえば精神科医にしかできないこととはなんだろう。尾崎紀夫名古屋大学大学院特任教授は、シンポジウム録「プライマリケア医と精神科医の連携」の中でとくにうつ病に関してはプライマリ・ケアでも治療可能な例が多いことを示し、「速やかな精神医学的対処が必要な場合（精神科への紹介のポイント）」をまとめている。少し前のものだがわかりやすいので紹介しておきたい（尾崎紀夫「プライマリケア医と精神科医の連携」、第129回医学会総会シンポジウム記録集、２００８より）。

・自殺に関して深刻に悩んでいるor自殺企図

―自責感が強い場合も自殺念慮につながる
・家族がどうして良いか途方に暮れている
・現実離れした心配をして（妄想）、説得しても聞き入れない
―貧困妄想：「貧乏になってしまった」
―心気妄想：「とんでもない病気になった」
―罪業妄想：「罪を犯したので罰を受ける」
・躁状態と強い不眠になった（既往がある場合を含む）

うつ病に関してはこの原則でよさそうである。では、先ほどあげたケースのような身体症状症の場合はどうだろう。どういうときに精神科医は「プライマリ・ケアの先生、こういうときはぜひ精神科に紹介してください！」と言うのだろうか。

プライマリ・ケア医など他科の医者には絶対できず、精神科医にしかできないこととは何なのか。循環器内科医にとっては「心臓カテーテル」があるとしたら、「精神科医にとっての心カテ」とは何なのか。

その答えは、日々の臨床の中にではなく、久しぶりに出会った精神科医から与えられた。

2022年春にへき地診療所の医者になった私は、23年の半ばにには「精神科医ってどんな人たちだっけ」ということを忘れつつあった。精神科医だった頃の知識や経験もどんどんこぼれ落ちてゆく。ダニエル・キイスの名作『アルジャーノンに花束を』で知的障害があったチャーリーが手術で超知能を手に入れ、そのあと再びそれが失われていく場面がある。記憶が次第に薄れ、文章も書けなくなっていくチャーリーの退化の描写はいたましいものだが、最近、それをよく思い出す。自分も精神科医としてはまさにチャーリー的な退化を経験しつつあるからだ。

後述するような事情で、いまだに2週間に半日だけ精神科外来をやらざるをえない状態が続いているのだが、そこでも「えーと、あのクスリの名前はなんだっけ」とこれまで以上に精神科薬の名前が出てこなくなり、『今日の治療薬』で何度も確かめなければ診療ができない。加齢に加えて無謀なプライマリ・ケアの領域への〝転職〟で、記銘力《きめいりょく》の低下が加速しているのだろう。

そんな中、得がたい機会がめぐってきた。ある県の「いのちの電話」が主催のイベントで「生きづらさ」について語ってほしい、というのだ。私は「いまは精神科医ではないので、かつての経験を語るくらいしかできない」と返したが、それでもよいという。曜日は日曜で、その日のうちに北海道の赴任先に戻ることができそうだ。「うまく話せるだろうか」と不安を覚えながらも、引き受けることにした。

「日本いのちの電話連盟」は現在、全国50センターが加盟しており、各センターはそれぞれ独自の運営を行っている。ただ、電話を受けるのは無償ボランティアの相談員であること、相談員になるには研修を受けなければならないことは全国共通だ。その研修というのがなかなかハードで、たとえば北海道の場合、養成研修（座学）が約1年、実務研修（インターンシップ）が約半年、受講資格は「20歳以上で深夜帯も可能な方」となっている。さらに研修を受けるためには3万円ほどの費用も払わなければならず、途中で試験もあると聞いた。私はこれまでも何度か「いのちの電話」の一般向けイベントで講演をしたことがあるのだが、いつも「自腹で長期間の研修に参加し、試験で合否を判定され、やっと相談員になったと思ったら完全に無償で深夜も相談業務。これほど現在の経済合理主義からかけ離れた仕事はありません」と話し、「だからこそすばらしい」とその意義を讃《たた》えてきた。

さて、久しぶりの遠出に心が躍るのを覚えながら会場に向かった。控え室に案内されると、主催者であるその地の「いのちの電話」の理事長が待っていた。差し出された名刺には「メンタルクリニック」という文字がある。全国のセンターの理事長になっているのは、たいてい地元の精神科を中心とした医師なのだ。「精神科の先生なのですね」ときくと、「元はベッドもある病院をやってましたが、引退の年齢になったので、いまは外来だけのクリニックを細々とやっております」とおだやかな口調で静かに語った。「ああ、精神科医らしい」と、その控えめな声のトーンや押しつけがましくない笑顔に思わずジーンとした。

それから講演までの30分間、打ち合わせもそこそこに、私はその「いのちの電話」の理事長兼ベテラン精神科医と夢中になって話し込んでしまった。話の口火を切ったのは、理事長が「いまはへき地医療をやってらっしゃるんですって？　なんかのエッセイで読みましたが、研修医に〝こんなことも知らないのか〟という目で見られることもあるとのこと、よくやってらっしゃいますね」と言われたことだ。私は答えた。

「だって本当に研修医以下なんですよ。点滴もトンボ針でしかやったことがない、ショックの患者さんが運ばれてきても超音波検査で鑑別ができない、動脈血《どうみやくけつ》をなんとか採れても血液ガス分析の結果をすぐに評価ができない、腹部CTで虫垂がどこにあるかもわからない……。もうわからないことだらけなんですよ。研修医にあきれられるのは当然なので、いつも〝私のことは医師免許を持ってるだけのオバサンだと思って、いろいろ教えてちょうだいね〟と自己紹介してます」


私の嵐のような〝ないないづくし〟にひとつひとつうなずきながら、理事長は答えた。

「それにもかかわらず地域医療に飛び込もう、としたその姿勢はたいしたものです」


私はそこで調子に乗って、さらに続けた。

「1年やってみて、飛び込めばいいというものではない、ことだけはよくわかりました。でも、今さらやめます、というわけにもいかないですし。毎日、冷や汗をかきながら外来や救急に対応してると、〝精神科医ってこんなに何もできないものなんだっけ〟と自己評価が下がる一方です。精神科医にしかできないこと、って何なのでしょうね……」

するとゝ理事長は「自分だって同じですよ」とさらに控えめなことを言ったあとで、こんなことを話したのである。

「病棟のある病院を閉じるとき、本当は臨床を辞めようと思ったんですけどね。長く診ていてほかには紹介できない患者さんがたくさん残ってしまってまして。その人たちを診るためだけにクリニックを続けることにしました。こっちとしては、その患者さんたちを〝卒業〟させられなかった、と申し訳なく思うのですが、ほかの科の先生たちは、『先生、よくあんな人たちを長く診られますね』と言うんです。それぞれ複雑な問題を抱えた方ですからね。まあ、私たちにできるのは、そういう人たちに長くつき合えることなんじゃないでしょうか」

私は、「なるほど」と膝を打ちたくなった。救急外来で手際よく診断をつけ、適切な対応をすることはできない。でも、精神科医はほかの科の医者たちが「もうつき合えない、お手上げだ」と対応に困るような患者でも、匙《さじ》を投げるようなことはせず、

「2週間後もまたいらしてくださいね」とその人生に伴走することができる、というのだ。

それはたしかにその通りかもしれない。ふだんは気の短い私ですら、東京の診療所では20年以上、外来診療を続けてきた人がいた。「実は、へき地診療所に行くとき精神科からは完全に足を洗おうと思ったんですが、東京の患者さんたちがちょっとしたパニックに陥り、相談の結果、当面の間という約束で、隔週、月によっては月に一度、土曜半日だけ精神科の再診外来をやってるんですよ」と言うと、理事長は「わかります。そうなりますよね」と笑顔でうなずいた。これまで私は、それを自分の「引き継ぎの失敗」と考えて、「早く別の精神科医にお願いしなきゃ」と思っていたが、患者といっしょに「治らないこと」に耐えながら、ズルズルとその症状やその人自身につき合い続けることこそが精神科医の伝家《でんか》の宝刀《ほうとう》だとするならば、やっぱりしばらくはこのままでいいか、という気持ちにもなった。

プライマリ・ケアを得意とすることを掲げる医療機関の中には、「心の問題にも対応します。ただし、統合失調症、双極性障害などの可能性が高いと判断した場合は、精神科専門医にご紹介いたします」とホームページにうたっているところがある。研修プログラムでもそれに準じた指導が行われているようだ。しかしよく考えれば、統合失調症の初期と診断して非定型抗精神病薬を処方するといった対応は、むしろ精神科医でなくてもできるのではないだろうか。もちろん、入院が必要とか一定量の薬ではどうも症状が軽減しないという場合は専門医への紹介が必要となるが、「うつ病なら診ます。でも統合失調症や双極性障害は診ません」というのは違うような気がする。

それよりも、診断名にかかわらず、長期の対応が必要となるケース、良くなったり悪くなったりを繰り返すケース、病気の症状そのものだけではなく家族関係、恋愛、仕事などいろいろな問題が絡み合って複雑化しているケースなどに関しては精神科専門医が診る、とした方がよいのではないだろうか。つまり、プライマリ・ケアの現場で「なかなか決着がつかなくてわけがわからない」とか「医学的な問題以外のこともごちゃごちゃ関係してきて、正直うんざりだ」というような事例こそ、精神科医の面目躍如ということだ。

穂別診療所の患者さんたちは、処方期間が長ければ長いほど良いと言い、2か月処方、中には3か月処方の人もいる。「どうでしたか」ときくと、たいていの人は「変わりありありません」と答える。それに比べて東京の診療所の精神科外来はどうだ。「どうしても待てない」という人は2週間おきに通院してもらっているのだが、ほとんどの人が「どうでしたか」ときくと、まず「先生、いろいろあってどこから話せばよいのか」と言う。「前は毎週だったのにいまは2週間もあくから」といまだに不満を述べる人もいる。でも、これこそ精神科の腕の見せどころなのだと自分に言い聞かせ、もうほとんど消えかけている精神科医としての魂とスキルを脳の奥の奥から召喚し、なんとか外来診療にあたっているのである。

Ⅵ

穂別でいろいろ考えたこと

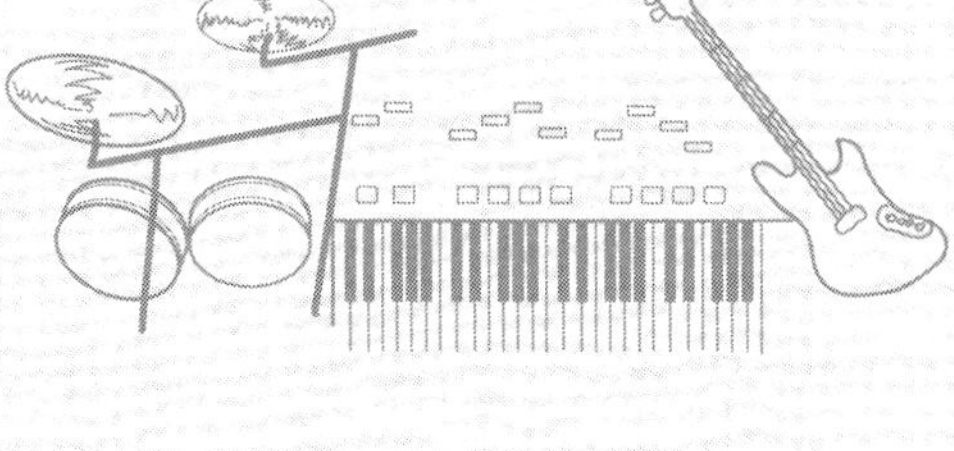

医師・朝比奈秋さんの小説にハマる

2022年春、穂別に赴任して間もなくのことだ。その直前の2月に刊行された朝《あさ》比奈秋《ひなあき》さんの『私の盲端《もうたん》』(朝日新聞出版)を読んだ。同書に併録されている「塩の道」という中編を読みたかったからである。朝比奈さんは現役の医師で、「塩の道」で林芙美子文学賞を、2023年には三島由紀夫賞や泉鏡花賞を受賞するなど、いま最も勢いのある小説家でもある。

「塩の道」の主人公は、高齢者が人生の最晩年をすごす九州の病院から青森の漁村の診療所に転勤する医師だ。人間の死に麻痺《まひ》し、離婚で疲れきった医師を迎えるベテラン看護師、診療所の運転手、そして住民らはとても個性的だ。「少々の体調不良では医療の世話にはならない」という〝海の男たち〟の生きざまなど、読むべきところはたくさんあるのだが、私はとにかく「へき地診療所で医者は何をすればいいのか」というお手本のひとつとして読んだ。フィクションをリアルな教科書にしようとしたわけで、そんな読み方をした読者はまずいないだろう。

主人公はこれまでの仕事や人生で疲弊《ひへい》しているので、漁村の診療所で積極的に新しいことを始めたりはしない。ベテラン看護師の立てる予定に従い、訪問診療に出かける。「ああ、テンションが低くてもなんとかやっていけるのか」と私は胸をなで下ろした。

ところが途中まで読み進めたところで、私の気持ちは暗転した。肺がんを放置して呼吸困難が出てきた男性のところに訪問診療に出かけた主人公は、胸水《きょうすい》が貯留《ちょりゅう》していると判断して、胸腔《きょうくう》ドレナージを行おうとするのだ。文中にはその用語は出てこないが、次のような描写からそれがわかる。

「久方ぶりのメスを押し返す弾力に鼻の頭に細かな汗が滲《にじ》む。背中から透明のチューブを刺しこむ」

――やる気のない医者に見せかけてたけど、胸にドレーンを挿《い》れたりできるんだ。私にはそんなことはできない。これからそんな手技を身につけるのもむずかしそうだ。

この人は、私なんかよりよほど優秀な医者なんだ……。物語の登場人物に嫉妬したりそれと比較して落ち込んだりしても仕方ないが、私はやや落胆しながら本を閉じたのであった。

それから1年半以上がたち、幸いにして「急いでここで胸腔ドレナージをしなくては」という患者さんにはまだ会ったことがない。もちろん、心不全などで胸水が貯留していたりその他の原因で血胸《けつきょう》になっていたりした人はいた。ただ、どの人も利尿剤の使用などで水が引けたり、都市部の病院に向かってもらう余裕があったりで、「この場でドレーンを刺す」という必要はなかった。

とはいえ、「息が苦しくて」という人がやって来るたび、私はこの「塩の道」の胸腔ドレナージのシーンを思い出し、ドキッとするのである。この現象に自分でひそかに「塩の道コンプレックス」という名前をつけているのだが、「他の人に話しても絶対に理解されない」とも思っている。

さて、2023年も秋が来たと思ったら、すぐに冬がやって来た。穂別は11月下旬から氷点下になる日がポツポツと出てきて、12月半ばともなると朝の気温は氷点下10

℃を下回るようになる。新型コロナウイルスの抗原検査を診療所裏の駐車場で行っていた昨年の冬は、通用口から外に出るだけでからだ中が凍りつく感じだった。駐車場に停まっている車内にいる人の検体を外から採取するのだが、綿棒を持つ手が震え、患者さんの鼻腔にうまく入らなかったこともある。また、結果が出たあとも駐車場にそれを伝えに行き、必要ならば簡単な診察もしてから院内で処方せんを書く。ひとりにつき二往復はしなければならないので、10人、20人となると最後の方は寒さのため頭がぼんやりするほどであった。

「今年はそんなことはあるまい」と思っていたが、いつまでたっても新型コロナは消えてなくならず、2023年の冬には何よりインフルエンザが爆発的に流行した。とくに北海道は発生率が高かったようで、こんな人口の少ない地区でも一日10人以上、検査にやって来る日がある。「インフルエンザの検査は患者さんに院内に入ってもらってやろうか」という話も出たが、「コロナや他の感染症かもしれないし」という声も上がり、結局は「駐車場の車内で」という方式を続けることになった。つまり、23年の冬も零下10℃、1月になれば零下20℃の中、通用口から駐車場まで歩いて行っての検体採取が続くということだ。「患者さんの車に着く前に行き倒れになるかも」などと言っても、看護師たちは「先生、使い捨てカイロをたくさん下着に入れてがんばって」などと笑い、本気にしてくれない。

とはいえ、屋外に出てのコロナやインフルの検体など、胸腔ドレナージに比べればお安い御用だとも思う。「塩の道コンプレックス」は良い作用ももたらすようである。

YMOのメンバーがふたりもいなくなった

穂別にやって来てなんとか年が明けた2023年は私にとって個人的に非常に厳しい年となった。学生時代から「それ一色」と言ってもいいくらい好きだったYMOの高橋幸宏氏が1月11日に、坂本龍一氏が3月27日に亡くなったのだ。ふたりともまだ70代になったばかりであった。私は大きなショックを受けたままその年をすごした。

実は、高橋幸宏氏は精神医療の啓蒙にもおおいに貢献してくれた人だった。

SNSで本人から発信されていた情報から神経膠腫《しんけいこうしゅ》やその類縁疾患かと推察された

が、手術を受け、放射線治療が行われ、そのあと抗がん剤を内服。一時は復調してスタジオに戻り音楽活動を再開したという情報に、私はひそかに拍手を送り完全寛解を願った。しかし、そんな奇跡は誰の身にも起きるはずはなく、このたびついに命の炎が消えてしまった。

音楽にテクノポップという新しい世界を切り拓《ひら》いた高橋氏だが、実は「メンタル疾患の開示」という分野でも先鞭《せんべん》をつけている。80年代初めに自分が「神経症」であることをオープンにしたのだ。しかもインタビューでそれを語るだけではなく、『ニウロマンティック〜ロマン神経症〜』と題されたアルバムを出すなど、作品世界にも「神経症」を反映させてきた。

インタビューなどによると、高橋氏は20歳そこそこで愛する母親を亡くしてから、不安感、死の恐怖などにとりつかれるようになったという。当時、高橋氏は大学生の身ながらすでにミュージシャンとしても活躍していたのだが、ライブ活動に出られなくなった期間もあったようだ。その後、１９７8年に細野晴臣《はるおみ》氏、坂本龍一氏とＹＭＯを結成した高橋氏だが、バンドが大成功し世界ツアーを行うようになった頃から

「神経症」を公言するようになっている。本人のインタビューから引用させてもらおう。

「ＹＭＯが爆発的に売れちゃったときにもかなりツライ状態もあったんだけど細野さんと教授（坂本龍一）のほうが酷くまいっちゃっていたから僕が神経症になっている場合じゃなかった。でも神経症の苦しかった記憶が強く残っていて、そこから脱却するために自分で公言して笑い飛ばしてやろうという気持ちだったんですよね。『こんなに苦しいんだから、いっそ売りにしてやろう』という……。（中略）ＹＭＯのときには神経症がかなり治っていたから公言できたんです。」

（「高橋幸宏ロングインタビュー」Real Vol.002、東京ニュース通信社、２０１０）

まわりにもっと辛《つら》そうな人がいたので「僕がなっている場合じゃない」と発奮して回復したこと、苦しかった頃こそ「いっそ売りにしてやろう」と思って作品などにできたこと、〝カミングアウト〟できるのは状態が良い時期であることなど、当事者の言葉として見るととても興味深い。

ＹＭＯ時代には回復を遂げたと思えた高橋氏だったが、81年にＹＭＯが解散し、その後、ソロや鈴木慶一《けいいち》氏と結成したザ・ビートニクスなど別のバンドでの活動でさらに多忙となる中、87年に再び症状が悪化する。前掲のインタビューから再び引用しよう。

「ビートニクスの2枚目のリリース・ツアーのときです。ステージ上で横の（鈴木）慶一が『ねぇ幸宏……大丈夫？』って聞いてきた瞬間に、バーン！ってフラッシュバック（一瞬にして思考が停止したあと大量の記憶が一度に蘇る心理現象）になって、そこからまたずっと神経症でした。原因は心のアイデンティティーの崩壊なんです。『自分はこんな人間じゃなかったはずだ』と考え始めると悪化する。」

名ドラマー兼ＹＭＯのリードボーカルとして知られる高橋氏だが、作詞・作曲などの創作もこなす。生み出された詩は抽象的な内容のものも多いが、一転してとても叙情的な回想譚《たん》も少なくない。それは小学生の頃から親しんできた中原中也の影響であることを本人が認めている。母親といい中也といい、「失われたものへの郷愁」をいつも追い求めるその姿は「神経症」というよりメランコリー的でもある。自身が言うように状態が落ち着いているときは、それをすべて作品に昇華させることができて回復がさらに促進されるという好循環が生じるが、逆に症状が再燃しているときは内面を作品に結実させることもできず、つらい時期が続いたのではないかと推察される。

ただ、音楽だけではなくファッションなどライフスタイル全般において今でいう〝インフルエンサー〟であった高橋氏が「ボクは神経症」と口にして作品にし続けたことは、自身のメンタル不調を隠すのがあたりまえだった80年代には画期的なことであった。「え、高橋幸宏さんが神経症？ それってもしかしてカッコいい病なのかな」という過剰な解釈も含め、メンタル不調のネガティブなイメージの払拭《ふっしょく》に多大な貢献があった。芸能人やアーティストたちが「うつ病でしばらく休養します」「パニック障害を患ったことがありました」と口にするようになったのは、その後からのことである。

実は私は90年代に一度だけ、「神経症」をテーマにした対談で高橋氏に会ったことがある。前述したように私の10代最後から20代、いやそれから今に至るまでの最高のヒーローであるＹＭＯのひとりとの対面に緊張しすぎてどんな話をしたかもほとんど覚えていないのだが、ひとつだけ頭に残っていることがある。正確ではないのだがそれは以下のようなやり取りだった。

「このようにご自身のつらさを作品に換え、メンタル不調で悩む多くの人に『あの高橋幸宏さんだって神経症になるんだ』と勇気を与えてきたわけですが、『神経症になってよかった』という心境にまでなってますか」

「ううん。それは違いますね。やっぱり神経症になんてならない方がよかった」

このあまりに誠実な言葉に私は胸を衝《つ》かれた。よく雑誌の記事などで「ガンになってよかった」「うつ病になってよかった」といったフレーズを目にするが、あれはあくまで心的な苦痛を合理化するための防衛メカニズムであり、誰もが本当のところは「病気になんてなりたくなかった」と思っているのだ。

ただ、だからといって診察室で患者さんに「こんな病気、ならない方がよかったですね」などと声をかけて、葛藤を直視させればよいというものではない。私はいままでも「ほら、〝一病息災〟と言うじゃないですか。あなたもこうして通院してるから、定期的に採血なんかして体調管理がしっかりできてるわけですよね。病気も悪いことばかりじゃないですね」などと口にする。しかし、そのたびにあのときの高橋氏の言葉を思い出すのであった。

「ボクは神経症」と口にする高橋氏がメンバーだったこともあり、ＹＭＯはメンタル不調に悩む人たちにも圧倒的な人気があった。80年代、90年代は精神科の診察室に来る若い人に「家では何してますか」と尋ねると、「ＹＭＯを聴いてます」という答えが高確率で返ってきた。90年代の後半に私が勤務していた病院はまだ紙カルテだったのだが、いわゆる「ひきこもり」の青年に面談をした年配の臨床心理士がカルテに手書きでこう記載していたのを発見したことがあった。

「部屋では和伊右衛門の音楽を愛聴。」

そのあと診察のために彼を呼び入れ「和伊右衛門っていったいどんな音楽」とまで口にしたところで、それが「YMO」であることに自ら気づき、そこから笑いが止まらなくなってしまった。その物静かな青年は、目の前の医者が突然、笑い出したのを見てさぞかし仰天したであろう。本当に申し訳ないことをしてしまった。

YMOが人気を博する頃、私は理学部受験に失敗し、私大医学部に〝不本意入学〟をしていた。授業にも同級生にもまったくなじめず、家にいるときはひたすらその音楽を当時のLPレコードやカセットテープで再生してヘッドフォンで聴いて時間をすごした。5歳年下の弟も彼らに傾倒していたのだが、父親と出かけたコンサートで買ってきてくれたパンフレット「sutra」には活字がぎっしり詰まっていた。「ノスタルジーっていうのは心理学の一項目にすぎなくてね」といったメンバーの発言やユング、カルロス・カスタネダ、ルドルフ・シュタイナーなどの人名がひしめいており、目がくらんだ。「もう医学部はやめたい」と思っていた私だが、「精神科医になれば仕事と称してこういう勉強ができるかも」と一筋の光明が差し込んできた気がした。

高橋幸宏氏のＳＮＳでの最後の発信は、70歳の誕生日を迎えた２０２２年6月6日の翌日7日のものだ。そこにはこうある。

「みんな、本当にありがとう。　from ユキヒロ」

アルフレッド・アドラーには正直言ってあまり親和性を覚えないのだが、その著作『人はなぜ神経症になるのか』（岸見一郎訳、春秋社）にあった「共同体感覚の涵養《かんよう》こそが神経症からの回復につながる」といった記述を思い起こす。この発信の「みんな」は、高橋氏なりの共同体感覚の言表だったのだろうか。それともやはり家族、音楽仲間、すでに喪《うしな》われた母親や加藤和彦氏らの盟友を指すのだろうか。もちろん今となってはそんなことを考えても答えが見つかるわけでもない。ただ、零下20℃の穂別の冬で毎朝、出勤前に宿舎の前の除雪と自動車のフロントグラスの凍り取りに身をやつしながらついそんなことを考えてしまうあたり、私はまだ精神科医から完全に足を洗えていないのかもしれない、などとも思うのである。身も心もへき地総合診療医になる道はなかなか険しいようだ。

へき地に住む移住者たち

北海道のへき地に来て驚いたのは、道内のあちこちのへき地に「医者を頼って移住してきた」という人たちがけっこういることだ。では、その医者というのはそれほどの名医なのだろうか。その技量のほどはよくわからないが、都市部の大病院では提供しないようなユニークな医療を行っていることはたしかだ。しかもその中には、「心療内科」や「精神科」を標榜している医者も少なくない。

ここで具体的な話を書くわけにはいかないので、以下はいくつかのケースをつなぎ合わせた創作と考えてほしい。それでもだいたいの様子はわかるだろう。

ある日の外来受付者一覧にまったく初診の患者さんの名前があり、呼び入れたところ初老の夫婦が入室。「私たちではなくて息子のことなのですが」と言う。「近所の方ですか」と尋ねると、「車を5時間ほど運転してきた」とのこと。300kmほど離れた町の人たちだった。「いったいそんな遠くからなぜ」という私の問いかけに夫婦が話したことを、次に一人称形式でまとめてみよう。

「私たち親子はいまから5年ほど前に関東から移住してきました。息子は統合失調症で長く関東の精神科にかかっていたのですが、なかなか社会復帰ができずにおり、北海道に自然の中で農業体験をしながら治療が受けられる、という医療機関があるのを知って、夫の定年を機に思いきってこちらに来ました。その医療機関のある町には、私どものような移住組がけっこう住んでいるんです。

最初の数年は息子も畑仕事を通じて仲間もできて、それまでより元気に見えました。私たちは気候も文化もまったく違う町になじむのに苦労しましたが、息子のためと思って家族会活動などもがんばってきました。

ところが、あるときから農業の指導員とうまくいかなくなり、農作業を休むようになったのです。息子はもともと映画が好きで関東ではよく小劇場に通っていたもので、『ああ映画に行きたいなあ』とつぶやきます。でも、今の町から映画館があるところまでは車で何時間もかかります。

どうしたらいいかわからなくなり、主治医に相談に行ったのですが、『ここは農作業を通して心身の回復を図るという方針だから、それができないならよそに行くしかないね』と言われました。でも、そんなこと言われても、まわりに精神科なんてひとつもないんです。その先生にかかるために移住してきたのに、今さらほかに行けだなんて……」

うなだれる両親に、「私がお役に立てることはあまりないように思いますが、どんなことをお望みでここまでいらしたんですか」と尋ねてみると、「今いる町からいちばん近い精神科がここだと思ったから」「ここに移り住んでデイケアにでも通えないか」「いや、とにかくほかの精神科の医者に話してみたかった」などと夫婦は口々に言った。私は心苦しい気持ちになりながら「申し上げにくいことなのですが、ここは精神科じゃないんですよ」と伝えると、「えっ……、穂別という町まで行けば、予約なしで診てくれる精神科があると聴いたから来たのに。じゃ私たちはいったいどうすれば」と途方に暮れたような表情となった。

そんな話をしている間にも、次々に地元の住民が受診に来る。新型コロナウイルスやインフルエンザも相変わらず猛威を振るっており、検査希望者も自動車内で大勢、待機している。看護師が診察室をのぞいて、「先生、機械に腕をはさまれて血が出ている人がこれから来ます」と声をかけて行った。

私は「とにかく、初診の予約が取れるまでには少し待つでしょうが、信頼できる都市部の精神科で一度、相談してみてはどうでしょう」と伝え、診療情報提供書なら作成できると言った。両親の返事は、「それだけでもありがたい。いま診てもらっている先生には、ほかの病院への紹介状を書いてくれ、などとは言えないので、なんとか先生から札幌市でもどこでも、大きな病院への紹介状を書いてほしい」というものだった。私は、午前の外来をひと通りこなしたあとに診療情報提供書を作成するのでそれまで待つことを了解してもらい、通常の診療に戻ったのであった。

このように北海道の各地に、まさに「ワン・アンド・オンリー」の医療を行う医者がいたり医療機関があったりするようなのだ。そして、そこでの医療を求めて、全国から移住までして来る人がいる。北海道のへき地には想像を絶するほどアクセスの悪いところもあるので、月に一度、本州から通院するのも容易ではなく、だとしたら移住して来よう、という人たちがいても不思議ではない。それに、とくにメンタル疾患の場合、移住が一種の転地療養のような効果を生むのではないか、という期待が本人にも家族にもあるのであろう。

ところが先に提示したケースのように、そこにはいくつも問題がある。まず自然はいっぱいあるが、逆に言えば自然以外は何もないので、リハビリテーションとしてやれることが限られているのだ。穂別にもうつ病などで何年も仕事から遠ざかっている人たちがいるのだが、その人たちにリワーク・プログラムを始めてもらいたくても駅もなければカフェもないので、地区にある小さな図書館に行ってもらうくらいしかない。散歩をするといっても市街地は数百mが途切れたあとは田畑か原野が広がり、ヒグマが頻繁に出るので、そうそう勧められない。夏は退職した小学校教師が公園でラジオ体操の会をやっており、「これはいい」と彼らにも参加を促していたが、12月になると雪が降り、気温は零下10℃から20℃にまで冷え込むので、当然、ラジオ体操の会も休止となった。

そしてもうひとつ、たいへん深刻なのは、「この先生にかかりたい」と移住してきた場合、もしそこの医療機関もしくは医者と折り合いが悪くなってもほかに受診できるところがないことだ。これは本州にいるとなかなかイメージできないと思うのだが、隣町といっても50km、100kmと離れていたり、いまの町と同規模で小さな内科の診療所があるだけだったりする。よく半ば冗談で「北海道の道路には『イオンまでここから30km』という看板が立っている」などと言われるが、「精神科までここから200km」というのはジョークでもなんでもないのだ。

移住してくるとき、その人たちはまさに「わらにもすがる思い」なのであろう。この先生しかわが子を救ってくれる人はいない、この先生についてどこまでも行こう、と意を決して移住してくるのだと思う。しかし、ここまで書いてきたように、移住とくに北海道のへき地への移住はほかのあらゆる選択肢をすべて手放すことになりかねない。長期間にわたっての治療や社会的リソースを使ってのリハビリが必要な精神科疾患の場合、ある医者やそのやり方に惚れ込んで移住までしてしまう、というのはやはりリスキーすぎるのではないだろうか。

いや、そんなこと言っても自分自身、移住者ではないか、という声が聴こえてきそうだ。まさに私は東京から職も趣味も友人関係もすべてを投げ捨てて、過疎化が激しい山あいの小さな地区に移って来た人間だ。その中でもとくに大きかったのは、何度も繰り返すがやはり「精神科医ではなくなったこと」だろう。同じ科なら勤務する医療機関の規模の大小があってもやることはだいたい同じはずだが、私の場合はその点、まったく違う。「急性肝障害のアセスメントとリスク評価、専門医への紹介の必要性の判断と家族への説明」などを、『ジェネラリストのための内科外来マニュアル』と『ホスピタリストのための内科診療フローチャート』という教科書をひっくり返しながらやらなければならないのだ。

「ユニークな精神科医を頼って移住してきたけれど行き詰まった。かといって元いた場所には帰れない。穂別診療所というところに来ればなんとかなるのでは」とやって来た人たちに「すみません、私ももう精神科医はやってないし、ここでは何もしてあげられなくて」と謝りながら、とりあえず話だけは聴く。そして、そのあとで「私はどうなんだろう？」と考えることがある。

この地区で暮らすのが苦痛になることはなさそうだが、「やっぱりへき地での総合診療医なんて私にはできない。肝臓のことも肺や心臓のこともまったくわからない」と限界を感じたら、また精神科医に戻ることができるのだろうか。医者ではない知人は「お医者さんっていいよね。好きなところで好きな科ができて」と言うが、私の場合、一度、後ろ足で砂をかけて出て行った精神医療の世界にまた平気な顔で戻れる、とは思っていない。精神科医の友人たちには「精神科の世界からオチコボレてへき地に行った」と言っており、するとたいていは「ああ、そうだったの。まあよかったね」などと妙に納得してくれるところを見ると、以前から「この人、まともな精神医療はできてないな」と思われていたのだろう。

移住は、それをするときだけは「これまでの生活にオサラバだ」という高揚感があり、しばらくは清新《せいしん》な気持ちでいられる。しかし、移住生活も2年、3年と続くとそれが日常となり、新鮮さも薄れてくる。さて、それからどうするのか。「やっぱり総合診療なんてムリ、かと言って精神科にはもう戻れないし」となったあとの自分をときどき想像し、なんだか暗い気持ちになっている。

そしてこれを読んでいる精神科医のみなさんへのお願い。患者さんが「遠いところにすばらしい先生を見つけたので、家族みんなで移住します」と言い出したら、ぜひ「うーん、このままここにいた方がいいんじゃない?」と止めてあげてください。

Ⅶ

へき地医療に必要なこと、へき地だからできること

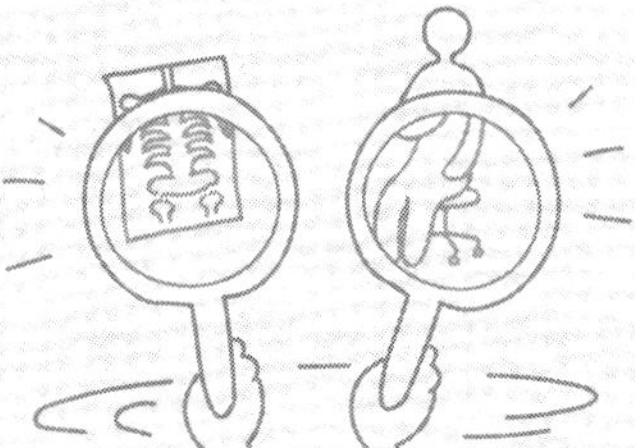

人を診るか、検査を見るか、それが問題だ

「精神科医としてへき地に来て、わかったことがあるんです。地域医療で必要なのは、病気を治すことや検査値を正常化させることじゃないですね。それまで生きてきた歴史に敬意を払いつつ、生活を含めたその人の全体を見るということです」

もし講演でそんな話をすれば、多くの人が「その通りだ」と納得してくれるであろう。しかし私は、自分自身に「こんな言い回しに要注意。人を診るよりまず病気や検査値を診よう」とかえすがえす言い聞かせているのだ。

精神科医だった私は、「人を診る」ほうはそれなりになれている。かつて、診察室ではよくこんな嘆きも耳にしてきた。

「肝臓の病気でずっと専門医のところに通院してました。その数値はよくなってきていたのですが、健診を受けたら大きな肺がんが見つかりました。咳が出る、体重が減ってきたって伝えてたのに、肝臓の先生はいつも無言でした。こんなことってあるんでしょうか」

そのたびに、心の中で「本当に肝臓だけ診てたんだな。元は内科医なのに、どうして〝ひと通り検査してみましょうか〟と言えなかったんだろう。その前にその人自身を診れば、どこかに問題があるな、とわかりそうなものなのに」などと憤りを感じていた。

ところが、プライマリ・ケア医になってからは、その「人を診ること」を優先するあまり、何度も失敗スレスレのことをしそうになったのだ。

２０２３年の夏の始まりにはこんなことがあった。例によってケースには大幅に改変を加え、さらにドラマチックに脚色して記すことにする。

今年の夏は北海道も早くからとても暑くなり、熱中症と見られるめまい、吐き気などを訴えて多くの人が受診した。そのひとり、マキエさんは53歳。戸外での農作業中、ふらふらしてきた、頭痛もする、と夕方に受診した。体温は37℃台だった。

ぼうっとすると言いながらも受け答えはできたので、私はまずいろいろ質問してみた。「どんな仕事？　家では何人暮らし？　毎日の食事は摂っている？　お酒は飲みすぎてない？　気晴らしはある？」などなど、これぞ得意の「人を診る」だ。

その結果、夫を失いひとり暮らしのマキエさんは食事摂取にもムラがあり、毎日の戸外での作業のあとは、不眠のためアルコールの力を借りて眠ることもある、ということがわかった。これからの生活にも不安がありそうだ。マキエさんはこの地域の住民にしてはめずらしく、高血圧の治療に80㎞も離れた都市部の医療機関まで通っているという。「胃カメラの検査を受けた病院なんでなんとなく」とのことだった。「たまに地域を離れたい」と思っているのかもしれない。お薬手帳を見せてもらうと、何種類かの降圧剤が処方されていた。私の中でストーリーができ上がる。

「マキエさんは孤独な生活にかなりのストレスを感じていて、食事摂取にもムラがありそう。夜はついお酒を飲みすぎて、それも脱水を促進したのかもしれない。そんな状態でこの暑い中、作業してたら熱中症ぎみになるのは当然だし、心因がそれをさらに修飾している可能性もある」

身体的には「労作性熱中症、軽度」と判断した私は、エアコンのきいた処置室で500ccも点滴をすれば軽快するだろう、と考えてその指示を出した。そして、気持ちとしては本当に〝ついでに〟ひと通りの血液検査をオーダーしたのであった。

点滴のあと、マキエさんは「少し良くなったみたいです」と言って帰って行った。医局に戻ると、所長が「マキエさんは？　先生、データ見ました？」と言うので、「あー、軽い熱中症なんで点滴して帰りましたよ」と答えると、「えっ」と驚いたような声が返ってきた。

「先生、これ」と医局のパソコンで採血のデータを示しながら、所長は、「ヘモグロビンの値が高いでしょ。血液の濃縮が起きているし、これとこれから腎機能障害の兆候も示唆されますよね。熱中症としては軽症とは言い切れませんね」と言った。補液は少なくとも1500cc、腎臓に影響のある降圧剤の中止が必要、場合によっては一晩、入院も、とのことだった。

気温は高かったが、寒気がしてきた。言うまでもないが、腎障害が起きているということは、すでに筋肉のうち横紋筋《おうもんきん》が大量に壊れて腎臓がその老廃物を処理しきれなくなっているのだろう。血液の濃縮でさらに多臓器にダメージが加わり、ＤＩＣ（播《は》種性血管内凝固症候群《しゅせいけっかんないぎょうこしょうこうぐん》）が発生する可能性もある。そうなると命にもかかわることは言うまでもない。

「せ、先生、どうすれば……」と年下の所長に泣きつくと、「まあ、全身状態はそれほど悪くなかったんですよね。緊急性はそれほど高くないとは思います。まずは電話して、帰宅後の状態を確かめてみましょうか」という返事だった。

この点はへき地診療所ならではなのだが、こうやって「電話して様子をきいて、場合によってはもう一度、来ていただく」ということが可能なのだ。受診する患者さんのほとんどは徒歩圏内の住民だし、やや離れたところに点在する集落も車で15分くらいの距離だ。そもそもほとんどの患者さんは看護師や保健師が自宅を知っているか、住所を見ただけで「あー、通り沿いの青木さんの家の奥だね」などとだいたいの場所がわかる。いざとなればこちらから出向いて、「だいじょうぶですか」と状況を確認することもできるのだ。

私は、こわごわマキエさんの携帯電話を鳴らした。

「先ほどお目にかかった穂別診療所の医者ですが」

「あーどうも」

「電話までしちゃってごめんなさい。血液検査で気になる数字があり、その後、どうかと思って」

「まだ頭がちょっと痛いけど、さっきよりはマシです」

結局、マキエさんにはそのまま自宅で水分摂取しながら様子を見て、翌日、再度受診してもらう、ということになった。腎機能に影響のある薬剤も今夜は内服を止めてください、とお伝えした。

「あの、今晩もし少しでも具合が悪くなったら、いつでも診療所に電話してください。私、当直してるんで」

「そんなに具合が悪くなったら電話もできないじゃないか」と自分にツッコミを入れながら、私はそう話して電話を切ったのだった。

その夜は生きた心地がしなかったが、幸いにも翌日、受診したマキエさんは比較的、元気そうだった。血液検査をすると、前日の異常所見はデータはほとんど改善している。年齢が高くなかったので回復力も高かったのだろう。私が心から安堵したのは言うまでもない。

「人を診よ」なんて偉そうなことを言っても、検査結果をきちんと見ないと患者の生命にかかわることにもなりかねない。「誤診」と判断されてもおかしくないことをしてしまい、「やっぱりいきなりプライマリ・ケア医になるなんてムリだったんだ」とこの場から去りたくなった。しかし、私は大学教授を辞め、精神科医としての業務も大幅に縮小し、まさに退路を断ってここに来た。逃げ帰る先はどこにもない、ここでがんばるしかないんだ、と心の中で自分に言い聞かせた。

おそらくこのエピソードを聞けば、多くの人はこう思うに違いない。

「人を診るか、検査所見や画像所見を見るか、ふたつにひとつというわけじゃないだろう。大事なのはそのバランスだ」

その通りなのだ。私がマキエさんに日ごろの生活の様子などをきいて、「ふだんから食事や水分の摂取が不十分だったのが熱中症の誘因になったんだな」と考えたのは何も間違いではない。そこで「人を診る」というストーリーづくりに集中しすぎて、検査所見を見ながらも「たいしたことはないな」と丹念に検討するのを怠ったのが問題だった。

自分に都合のよい情報だけを採用して、それ以外の情報は無視するという、認知バイアスの中の「確証バイアス」そのものだ。私は大学教員時代、学生にこの認知バイアスについての講義をするのが得意だったのに、自分がまんまとそれに陥ってしまうだなんて……。

ただ、言い訳めいてしまうが、「バランスよく人も診て検査所見も見る」というのは、思いのほかむずかしい。さて、もしその片方しか見られないのだとしたら、どちらがよいだろう。患者の立場からすると、検査データにしか目を向けない医者よりは、よく話を聴いて自分自身をまるごと理解してくれようとする「人を診る医者」の方が良い、と感じるかもしれない。しかし、私がしばしばそうなるような「人しか診られない医者」にあたると、最悪の場合は命取りになりかねないのも確かだ。私なら「多少、機械的でクールすぎても検査データや画像から正しく診断をつけ治療してくれる医者」にかかりたい気がする。

とはいえ、突然、私が機械的になったりクールになったりしても、正しくデータが読める医者になるわけではないだろう。それでも、認知バイアスに陥らないようにしながら、人を診てデータも見る。そこを目指していくしかない。

へき地だからこそ全人的医療が実現？

若い頃、わが国における心身医学の祖である池見西次郎《いけみゆうじろう》先生の著作や論文をときどき読んだ。池見先生は日本プライマリ・ケア学会などでよく「地域の実情に即して、保健、予防、治療、リハビリにわたる包括的な医療を行うといったところに重点が置かれ、個々の患者の体と心と生活環境をふまえた全人的な診療を行おう」と全人的ケアの必要性を訴えた。その池見先生がこの全人的ケアのパイオニアとしてあげていたのが、イギリスの精神科医であるM・バリントである。

バリントの名前は、われわれ精神医療関係者には、中井久夫先生が訳した『治療論からみた退行──基底欠損《きていけっそん》の精神分析』（金剛出版）を著した対象関係論の精神分析学者、精神療法や精神分析の名門タヴィストック・クリニックのメンバーとして知られているだろう。ただ、その後、バリントがその有名医療機関を辞したことはあまり知られていないと思われる。池見先生の文章から引用しよう。

「彼が、それまでの地位を捨てて、ロンドンの一開業医となり、他の開業医たちとともに、全人的医療を考えるグループ・ワークを開始したのは、全人的医療を最も必要とし、その成果を最もあげうるのは、実は、第一線の開業医であることに気づいたからだと思われる。」

「患者の病気について体だけではなく、心や生活環境を含めたより深いレベルで『病める人』そのものを理解する」というバリントの唱えた「全人的ケア」は、その後、日本では「バリント方式の医療面接法」や「バリント・グループワーク」の名とともに一部の医療従事者たちに熱く支持されたが、その後、残念ながら爆発的な広がりには至らなかった。私自身、そのことを久々に思い出したのは、この医療過疎の地で仕事を始めてからだったのである。

最初にも触れたように、当地の人口は2500人弱だ。周辺には数十㎞にわたって医療機関がまったくないため、住民のほとんどは一度は当診療所を受診し、カルテが作られている。中には何十年来とこの地で暮らし、カルテに人生の健康上のイベントのほとんどが記録されている人もいる。またそこには、血液検査の結果やレントゲン画像だけではなく、結婚や子育て、介護や親の看取り、さらには配偶者との死別などについての記載もあるだろう。

また、当診療所の事務部門は、役場の当地域の保健福祉課と〝ルームシェア〟をしている。これは職員の人数が限られているためと、合併前の穂別町町長に「医療と福祉を地続きに」というヴィジョンの持ち主がいたためといわれている。

そうすると、たとえばこんなことが起きる。高血圧症で通院している高齢独居女性Pさんがいたとしよう。診療所を受診したPさんは、診察室で「家で測っても血圧は落ち着いているんだけどね、だんだん歩くのがしんどくなってきて、食事の材料を買いに行けなくなってきたんだよ」と話す。それを聴いた私は、降圧薬の処方は前回と同じに行ってから、席を立って3ｍほど離れた事務室に入って、保健福祉課に向かって言う。「Pさん、もう買い物がしんどいんですって。どうにかできないでしょうかね」。すると、そこにいる保健師の誰かが、「Pさん、私も気になってました。担当してるQさんのお姉さんで、2年前に夫が亡くなったんですよね、たしか。ではまず配食サービスを使えるようにしてはどうでしょう」と即、応じてくれる。そして、Ｐさんに保健福祉課の相談室に移動してもらって保健師と手続きを進め、その日のうちに今後は食事が宅配されることが決まる。

このように、診療所の医師はカルテにより、保健師ら地元の職員はコミュニティのつながりにより、「この人は誰か」がすぐにわかるようになっている。ここでは誰も匿名ではいられないのだ。そして、Ｐさんの例で示したように、医療と福祉がシームレスにつながっており、利用者はまさにワンストップで双方のサービスを受けられるようになっている。さらに、これが地域のケアハウス、老人ホーム、あるいは保育所や学校、もっといえばお寺や葬儀サービスの事業所などともつながっており、住民は何かをするときにいちいち別の建物の窓口を訪ねたり、どこかに連絡して「さあ、それはウチの担当ではありませんね」と冷たく断られたり、というストレスをほとんど感じずにすむのである。

もちろん、ここで「バリントの全人的ケアを実践しよう」などと思っている人はいない。それどころか自分たちが何か特別なことをしている、と意識している人さえいないだろう。誰もが「知り合いのあの人だからやってあげなきゃ」「ほかにやる人がいないから私がなんとかしてあげなきゃ」というくらいの気持ちで、自然に超領域的なケースワーキングをしているのである。

ただ、それはいいことばかりではなく、「匿名ではいられない鬱陶《うっとう》しさ」「誰もがなんでもやるので職域が守られなくなること」などさまざまな問題点も浮かび上がる。それについてはまた機会があれば述べてみたいが、それよりも今は「なんだ、バリントが後半生を賭《と》して広めようとした全人的ケアがここではとっくに実現されているじゃないか」という驚きの方が大きい。

地震に耐えた穂別、トラウマを乗り越える人たち

いま私が勤務するむかわ町は、2018年9月6日の北海道胆振《いぶり》東部地震の震源地に近く、とくに穂別地区は震度6強の揺れや地割れ、土砂崩れ、家屋の損壊などの大きな被害を受け、犠牲者も出た。またこの地震では北海道全域が停電になるいわゆる

ブラックアウトが起き、当然のことながら当地区も数日にわたって停電が続いたそうである。

当地に赴任してから、いくつかの雑誌や新聞の取材を受けたが、そこでよく出た質問にこういうものがあった。

「元精神科医から見ると、地元の住民のみなさんはいまだに地震のトラウマを抱えている感じなのでしょうか」

その質問が投げかけられると、私ははたと困った。診察で患者さんと話していても、休憩時間に看護師や作業療法士などとおしゃべりしていても、地震やそれに続く停電の話があまり出ないからだ。もちろん、中には診察室で「それまで一軒家で暮らしてたんだけど、地震でけっこう家がやられちゃったから、高齢者住宅に移ることにしたの」などと教えてくれる人もいる。ただ、「それはたいへんでしたね。地震は恐ろしかったでしょう」ときいても、「まあ揺れたには揺れたわね」などとあまり迫力のない答えが返ってくることが多いのだ。

なぜ大きな地震やその後の非日常が〝心の傷〟になっていないのか、と私は不思議だった。
あの地震を当地で経験した診療所の所長や事務職員や看護師らに尋ねると、「被害はあったけど、生活はあまり変わらなかったからじゃないかな」という思いもよらない言葉が語られた。彼らの言葉をまとめると次のようになる。

「診療所は自家発電で停電にならなかったし、ここは幸いにして土砂崩れに多くの家屋が呑み込まれることもなかった。骨折などの重症者は救急車で都市部に運ぶしかなかったので、ＤＭＡＴのチームが来てくれたときにはあまりやってもらうこともなかったくらい。食べるものやガソリンなんかは地域のみんなで工面しあいゆずりあったし、道路の封鎖でいつも以上に外との交通が遮断されて孤立はしたけど、まあふだんから孤立してる地区で、不便さはもともとだし（笑）。むしろ電気がつかないから星がいつも以上にきれいで、冷蔵庫にストックしていた肉や野菜が腐らないうちに食べよう、と誘い合ってガスや炭でバーベキューしてた人たちもたくさんいた」

なんだか拍子抜けするような話だ。

しかし、実は地震の被害は発災からしばらくたってからの方が深刻だった。先ほど述べたように地震で家がいたんでしまった高齢者の中には、「これを良い機会に」と促され、都市部にいる子どもたちとの同居に踏みきった人たちも少なくなかったという。地区にあった唯一の観光旅館や寿司屋なども営業をやめた。地震は過疎化のスピードを速めてしまったのである。

「昔はこのあたりだけでも1万人くらい人が住んでたんですよ。それが今では2千人ちょっとでしょう。寂しくなりましたよね。私もすっかり年を取りましたし」と、PTSD（心的外傷後ストレス障害）ではなくメランコリー的な感情で胸がふさがれている人は少なくない。災害が間接的にこういう心的影響をもたらすのか、と実感する。

そして、「もともと不便だから」という以外に、あの大きな地震によるPTSDがそれほど目立たない理由はもうひとつあるのではないか、と私は考えている。それは、北海道の過疎地での厳しい生活を送る中、とくに高齢の女性たちの中には夫や嫁ぎ先の家族に抑圧され支配されて人生を送ってきた人たちがいるということと関係している。わかりやすく言えば、彼女たちにとっては、地震よりもっとひどいことがたくさんあったのだ。

プライバシーの問題もあるのでひとつひとつをつまびらかにすることはできないが、80代、90代の女性たちのほとんどは、自分の意思とはまったく無関係に親族が決めてきた結婚をした。嫁ぎ先の多くは農業、林業を家業としていた。結婚相手やその親がたまたまやさしい人で幸せでした、という人もいるが、自分は〝働き手、産み手〟としてしか見てもらえなかった、という人が圧倒的に多い。ある女性は言った。

「夫にものを投げられたり蹴られたりはあたりまえ。自分が畑仕事をしている間、姑がごはんを作ってくれることもあるけれど、息子である夫と自分の分しか用意しない。私はあまったものを口に入れる程度でした」

「それじゃもう実家に帰りたくなったでしょう」と言うと、「実家の父はもっと恐ろしいから帰りたくなかったし、出戻ったら親たちがどう思われるか。そんな選択肢はなかったですよ」とさびしく笑う。そういう女性たちの多くは、義両親を送り夫も送り、子どもたちは巣立ってしまったので、ひとり暮らしをしている。「最近ようやく好きな歌を聴いたりドラマを見たりできるようになった。夫が死んで〝もう怖がらなくていいんだ〟と思えるようになるまで10年かかった」などと話してくれた人もいた。また、中には戦前は家族で本州で暮らしていたり満州《まんしゅう》や中国で暮らしていたりして、戦争がきっかけで北海道に来た人もいる。その人たちにとっては、引き揚げの苦労やなれない北海道の生活じたいがいまだに心に暗い影を落としている。

さらに、家族がクマに襲われたり猟銃の事故が起きたりして落命したなど、北海道の山奥ならではの悲劇を経験している人もいる。犯罪は少ない印象だが、自然災害を含めさまざまなアクシデントに見舞われる機会はけっこう多く、そのどれもが都会ではありえないような種類のものなのだ。

女性たちは、決してそういう話を自分からしようとはしない。血圧を測ったり聴診をしたりの合間に、「ところでフサエさんは穂別でお生まれの方なんですか」などとさりげなくその人生に水を向けると、「ええ、まあね……」などと言葉少なく答える程度なのである。「先生、聴いてよ」などと堰《せき》を切ったように話す人はまったくおらず、中には2度、3度と定期受診で顔を合わせる中、ようやく「私、親といっしょに関西から来たんですよ」などと自分の人生について話し出す人もいる。

彼女たちのもの静かな口調や控えめな態度とは裏腹に、語られる話じたいの多くは驚くほどの苛酷さ、激烈さだ。中には「お父さん（夫）もそのお母さん（義母）もいい人だったから、楽しくやってきたわね」などという人もいるが、割合としては少ない。そのたいへんな人生の一端を垣間見るだけで、「それはとてもたいへんだったじゃないですか」「よくぞ生き抜いてこられましたね」などと心から驚嘆やねぎらいの声が出る。

さて、ここで不思議なのは、そういう女性たちはPTSDになっていてもおかしくないと思うのだが、〝それっぽく見えない〟ということだ。いや、私がうまく聴取できていないだけで、苛酷な体験は彼女たちの心的生活にさまざまな影を落とし、実は不眠、フラッシュバック、回避などの症状も出ているのかもしれない。ところが、「ときどきは昔のつらい経験が突然、思い出されたりしますかね」などときいてみても、「まあぼんやり思い出すことはあるけどふだんはあまり考えないよ」と否定されることがほとんどなのだ。

精神科医の蟻塚亮二《ありづかりょうじ》氏は、沖縄での臨床経験をベースに沖縄地上戦などの苛酷体験の影響が何十年もたったあとに出てくる「晩発性《ばんはっせい》ＰＴＳＤ」という概念を提唱している。広島、長崎の原爆でも同様のことが起きたようだ。その当時は生き延びるのに必死だったり「みんながつらいんだから」と自分の心に蓋《ふた》をしたりして、トラウマをトラウマと認識さえせずにやりすごす。しかし、人生の後半になり生活が安定した頃になって、封印していた記憶がよみがえり、さまざまな精神症状が現れるというのだ。蟻塚氏の著書によれば、特別養護老人ホームに入っている高齢者の中に、沖縄戦のことをありありと思い出し、おびえたりふさぎ込んだりする人が少なくないという。認知症により短期記憶が障害されたために、逆に75年以上も前のことが記憶の底から浮かび上がってくるのだ。なんといたましい話だろう。

では、穂別の高齢者たちも同様で、彼らは苛酷な思い出をあえて封印して日々を生きているだけであり、何かの拍子に晩発性ＰＴＳＤの症状が出現することもあるのだろうか。

それがどうも、そうでもないようなのだ。心に深い傷を抱えたまま、多くの人は明るく前向きに、人生の後半戦を生き抜いている。

高血圧や高脂血症《こうしけつしょう》のクスリの処方を求めて定期受診に訪れ、私が水を向けたのをきっかけに東京大空襲で焼け出されて東京から北海道に来た話、森林の中での思わぬ事故で家族を失った話、親や夫から苛酷な暴力を受けた話などをしてくれた人に私は言う。

「お話しいただきありがとうございます。よくこれまでがんばってこられましたね」

これは精神科医なら使い慣れたフレーズだろう。しかし、こう口にするとたいていの人は「なぜお礼を言うの?」とばかりにきょとんとした顔をして、それからこんなことを言うのである。

「そういう時代でしたから」「私だけじゃないです、みんながそうだったんです」「それが運命だったんでしょうね」「人生にはいろいろありますからね」

この人たちに「あなたに起きている慢性の頭痛、不眠、そして気分の波。それらは高血圧から来ているものではありません。トラウマのストレスの後遺症です」などと告げ、「悪いのはあなたのからだではなく、あなたの外で起きたできごとなんです」と問題を外在化してあげることにどんな意味があるのだろう。

家族社会学者ポーリン・ボスの『あいまいな喪失とトラウマからの回復：家族とコミュニティのレジリエンス』（中島聡美、石井千賀子監訳、誠信書房）という本の中では、「あいまいな喪失」とは「喪失した確証のない不確実な状態」「はっきりしないまま、解決することも終結することもない喪失」とされていた。近親者が災害などで行方不明になったままとか、親が認知症になって身体的にはそこにいるのにかつてのようなコミュニケーションがまったくできなくなったとか、「失われたとも失われてないともわからない」という状況を指すようだ。

その本のことを思い出しながら、もしかすると「あいまいな喪失」ではなく「あいまいなトラウマ」というのもあるのかもしれない、などと夢想する。何もかもをはっきりさせる必要はないのだ。そういえば著者のポーリン・ボスも２０２１年、ウェブメディア「朝日新聞globe＋」のインタビューでこんな話をしていた。

「津波の行方不明者について、家族の多くは『亡くなっているかもしれないし、生きているかもしれない』と相反することを言います。私はこうした考え方をしてもよいと考えます。なぜなら、それがあいまいな喪失下で、最も真実に近い表現だからです」

「津波で子どもを失った母親が、『子どもはどこか遠くの島で、優しい女性に育てられている』と言ったとしても、私は訂正しません。その考えは無害で、その人に安らぎをもたらしているからです。自殺や自傷行為をしようとしたり、アルコールにおぼれたりするような有害な意味づけ（解釈）でない限り、専門家が介入する必要はないのです」

当地でつらい過去を抱え、ときにはその記憶のよみがえりに苦しみながらも、そのことを真正面から考えることも精神医療にアクセスすることもないままに長い人生を生き抜いてきた人たちの多くも、実は多くの苦しみや悲しみをあいまいなままにしてきたのではないか。「もっと違う人生もあったかな。いや、そんなこと考えてもしょうがないね」などと自分に言い聞かせて、考えるのを打ち切る。そうしなければ、当地では死活問題である日々の食料品の確保や一日も休むことのできない畑仕事に取りかかれない。そうしてすべてはあいまいなまま、ゆるやかに時が流れていくのだ。「あいまいさの効用」を目の当たりにする中で、今度は私自身がまたジレンマに陥る。総合診療医としては、診断や治療にあいまいさが入り込むのをなるべく防がなければならないからだ。

たとえば半年に一度程度の血液スクリーニング検査をしたら、血清《けっせい》カリウムの値が少し低かったとしよう。不整脈や呼吸不全などそれに起因する症状はない。精神科の外来であれば「誤差範囲かもしれない」と考え、「来月あたりもう一度、検査してみましょうか」とすませるかもしれない。近所にかかりつけの内科があるなら、「そこに行ってこの検査データを見せるとよいですよ」と勧めることも考えられる。しかし、私はいまや精神科医ではなくて、その〝近所のかかりつけ内科医〟に近い立場だ。

そうなると何をするか。まずは下痢や嘔吐、あるいは低カリウムを招く薬剤が使われていないか、と考える。次にクレアチニン比などを計算し、そのカリウム低値が腎臓からの排泄亢進《はいせつこうしん》によるものなのかどうか、のあたりをつける。もし排泄亢進によるものだとしたら、血圧や細胞外液量の評価が必要になるだろう。そうやってはじめて診断がつき、治療法が決まる。

精神科医なら「そんな風にいくつものステップを踏まなければ治療も開始できないのか。煩雑すぎる」と思うかもしれないが、このステップじたいはガイドラインに基づいたものであり、ネットでも教科書でもその箇所にさえたどり着くことができれば、誰にでもできるものだ。いや、もっと言えば人間でなくてもAIを搭載したロボットでもできるかもしれない。というより、私が研修医向けの教科書――たとえば『ホスピタリストのための内科診療フローチャート　専門的対応が求められる疾患の診療の流れとエビデンス』――を開き、老眼で小さな字が見えづらくなっている目をこすり、「えーと、あなたの場合、アシドーシスが起きている可能性は、と……」となどと読み上げながら検査を進めていくより、ロボットにやってもらった方がよほど正確かつ迅速に違いない。

それよりも問題なのは、忙しい外来診療の中で、こうしてステップをひとつひとつ踏む時間的な余裕、心理的な余裕をどう確保するか、ということだ。ベテラン総合診療医であれば瞬時にして「この場合はこれをして次にあの検査をして……」とプログラムが作動するのだろうが、私はそうはいかないのである。そしてもうひとつの問題は、こうやってきちんと検査→評価→次の検査、と進めていっても、最終的に結局、何が原因かよくわからない、ということもけっこうあるということだ。

「いろいろやってみたんですけどね、腎臓もまあまあ働いてるようですし、クスリのせいでもないですしね。もしかすると口から摂るカリウムが足りてないのかもしれませんね。ちょっと生野菜やくだものを多めに食べてみますか」

こんなあいまいな結論にたどり着き、「糖尿病もあるんでくだものを控えてたのですが、食べていいんですね」と言われ、それはそれで問題だ、と頭を抱えてしまうことも少なくない。そんなときにこちらが伝える言葉も、またあいまいなものだ。「まあ、ほどほどに、ということでお願いします」

結局、総合診療の分野でも、あいまいさは排除してもしてもしきれない。

とはいえ、「人間はあいまいなものなのだ」などとうそぶいて、トラウマ体験を語ろうとしている人の言葉をさえぎったり、行うべき検査もせずに「たぶん食べもののせいでしょう」などとすませようとしたり、というのはあるべき医療の姿ではないだろう。

同僚の医者が心電図で房室ブロックが出ている患者さんの降圧剤からカルシウム拮《きっ》抗薬《こうやく》を抜いたら、次の心電図ではその所見がきれいに消えたことがあった。「やるべきことをきちんとやれば、それに見合った結果が出るのだ」と感心しながらも、頭の片隅からは「でも、この患者さんは心電図に所見があったときも消えてからも、自覚症状は何もなかった。この心電図の改善にはどんな意味があったのだろう?」という声も響いてくる。

もちろん、もし房室ブロックが降圧剤以外の原因で生じているとしたら、たとえそれがⅠ度であっても精査は必要だろう。万が一、Ⅱ度であったらすみやかに専門医を訪ねてもらう必要があるかもしれない。「症状がない房室ブロックだからあいまいなまま放置で」というわけにはいかないのだ。ただ、「よかったですね。心電図がきれいになってますよ」と伝えたときの患者さんの「はあ、そんなもんなんですかね」という気の抜けた反応を見ると、「やっぱりあいまいさを完全に消し去ることはできない」とまた思ってしまうのである。

精神医療にはあいまいさが必要な側面もある。これに異議を唱える人はいないだろう。総合診療にもあいまいさが必要だったり、あいまいさを排除しきれなかったりする側面がある。これはどうだろう。「そんなことを認めるのは医療者としての敗北だ」と言われるかもしれない。私自身、精神科医なのか総合診療医なのかあいまいなまま日々を送っている中、「医療に必要なあいまいさとは何か」などという決して答えが出そうにない問題を、ようやく春がやって来た山奥の診療所でぼんやりと考えていた。

おわりに

「どうして精神科医をやめちゃったの？」とよくきかれる。そのつどいろいろなことを答えている。「逃げたのかも」「へき地医療をやりたい気持ちが大きかったから」「なんとなく」など。我ながらいいかげんだなと思うが、実は正しい答えは自分でもよくわからない。

ただ、長年、名乗っていた「精神科医」という肩書きも、「立教大学教授です」という肩書きも使えなくなった。「それってフワフワしてたいへんじゃないの」と友人らには言われるが、意外なことにそうでもない。

この「何者でもない自分」という自己同一性の喪失状態になって間もなく2年がたつが、自分にはこれがとてもフィットしているとさえ思う。

もしかしたら、これまであまり自分の肩書きに居心地の良さを感じなかったのかもしれない。「あなたは何をしている人なんですか」ときかれ、「大学教員と精神科医です」と答えながらも、ずっと「どちらもたいしたことはしていないくせに」という内なる批判の声が聴こえてきていた。

「内なる声」などと言うと精神分析学徒は「超自我」を連想するかもしれないが、凡《ぼん》庸《よう》な私は太宰治の『人間失格』を思い出す。クラスメートの前ではおどけを演じることで繊細で屈折した内面を隠していた主人公は、成績下位で体格も貧弱な竹一という同級生に正体を見破られる。体育の時間、鉄棒の練習中にいつものようにわざと大げさな動作をして失敗した主人公。本文から引用しよう。

「自分は、わざとできるだけ厳粛な顔をして、鉄棒めがけて、えいっと叫んで飛び、そのまま幅跳びのように前方へ飛んでしまって、砂地にドスンと尻餅《しりもち》をつきました。すべて、計画的な失敗でした。果して皆の大笑いになり、自分も苦笑しながら起き上がってズボンの砂を払っていると、いつそこへ来ていたのか、竹一が自分の背中をつつき、低い声でこう囁《ささや》きました。

『ワザ。ワザ』
自分は震撼《しんかん》しました。ワザと失敗したという事を、人もあろうに、竹一に見破られるとは全く思いも掛けない事でした。自分は、世界が一瞬にして地獄の業火《ごうか》に包まれて燃え上るのを眼前に見るような心地がして、わあっ！　と叫んで発狂しそうな気配を必死の力で抑えました。」

（太宰治『人間失格』１９４８）

もちろん、私が肩書きを「大学教員、精神科医」としてきたのは、決して経歴のねつ造にはあたらないはずだ。しかし、実力や実績が伴っていないのに、あたかも大学教員然、精神科医然として振る舞っていたということは否めないだろう。そのため、「何をやってる人ですか」と問われて前記のように答えるときには、いつも〝内なる竹一〟が「ワザ。ワザ」と答える声が聴こえてきていたのだ。

それが今はどうだろう。「あなたは誰」ときかれたら「医者」と答え、「どこで何の科をやってるの」とさらに質問されたときは「山奥でまあちょっといろいろ」と適当に答えればよい。というより、そう答えるしかない。「大学教員で精神科医」のときのように「わあ、すごいですね」などと過剰に肯定的な反応が返ってくることもなく、たいていは相手も「しまった、きいてはいけないことをきいてしまった」というような表情になり、それ以上は何も言わなくなる。中には気の毒そうな顔で「たいへんですね」と同情してくれたり、「ふつうの都市で働き口がないか、きいてみましょうか」と親切な申し出をしてくれたりする人もいる。そのたびに「気まずい思いや気の毒な気持ちにさせて悪かったなと思いつつ、「〝ちゃんとした人〟だと思われてない。自分がはじめて正当に評価された」という安堵感が私の胸を満たすのである。もう「ワザ。ワザ」という声は聴こえない。私は〝内なる竹一〟から解放されたのである。

ただ、いまになってよく考えれば、「ワザ。ワザ」は私の肩書きや経歴に限ってだけであり、臨床家としてはその対極だった。精神科医になったのは今から35年も前の話だが、研修医の頃から私は、指導医に「よく言えば自然体、患者さんにあまりに率直すぎる」と言われ続けてきたのだ。たとえば「宇宙人の声が聴こえる」と幻聴を語る人と向き合うと、真剣な表情を作って「そうですか」などとうなずくことができず、「宇宙人⁉　どんな声？　なんて言ってるの？　いや、すごいけど、そんなことありえなさそう」などと思ったことをそのまま口にしてしまうのだ。

それから少しはあれこれと学び、医師のひとことは患者さんをエンパワーすることもあれば傷つけることもある、と知った。とくに最近、注目が集まっている「マイクロアグレッション」の考え方によれば、意図しない態度、表情、あいづちにも差別や侮蔑《ぶべつ》、見下しが含まれることもあるという。糖尿病の患者さんの採血を行い、結果を目にした医師が「あちゃー、ヘモグロビンA1cがまた上がってるわ」とひとりごとをつぶやく。それだけでも、目の前の患者さんはいたたまれないだろう。「いったいなに食べたんですか？」といった言葉は、ただの質問ではなく非難にしか思えないはずだ。もちろん「糖尿病になるのは性格がだらしない人だ」などというのは誤りであり差別・偏見にほかならないが、「だらしない」といったネガティブなワードが含まれていなくても、患者さんは十分に傷つけられることがある。それがマイクロアグレッションだ。

そう考えてくると、臨床医としての私はむしろもっと患者さんに配慮し、精神療法の場で語られる「ことば」についてもっと学んで、少しは「ワザ。ワザ」の医療コミュニケーションを身につけるべきなのだ。

ただ、言い訳めいてしまうが、穂別診療所には慢性の内科疾患からさまざまな外傷、急性腹症《きゅうせいふくしょう》や虚血性疾患《きょけつせいしっかん》、子どものじんましんや嘔吐など、とにかくありとあらゆる人がやって来るため、なかなか学びなおしの時間が取れない。

また、当地の高齢者たちは大半が素朴かつ率直さらには愉快で、「先生、こっちにひとりでいるの？」「そうですよ」「オレのところのかあちゃん先に死んだらウチ来るかい？」「あー問題発言だ！ 奥さんに言っちゃおう」などとあけっぴろげの会話ばかり交わしている。地域人口は２５００人弱でほとんどの人は「誰かの知り合い」か「誰かの親戚」なので、受診に来た人は受付番号などもなく、順番が来ると医師が「ヨシモトサユリさーん」などと待合室に呼びかける。看護師さんも大声で「ヨシモトさん、あのね、今日はまず採血、レントゲン、次に注射もあります」などとその日のメニューを説明し、待合室に丸ぎこえだ。

はじめは「これでは患者さんのプライバシーが守られないのでは」と驚いたが、外出先で倒れた人が救急車で搬送されてくるより前に、そのウワサが地区内を広がり聞きつけた家族が診療所に到着する、といった場所なのだ。私は早々に「ここで取り繕《つくろ》ったり個人情報を秘匿《ひとく》したりしようとしてもムダだ」と観念し、率直なコミュニケーションは修正されるどころか若いときよりさらに拍車がかかっているかもしれない。

いずれにしても、患者さんと「先生、ちょっとデブった?」「えっ、ホント? 新米がおいしすぎて毎晩、ドカ食いしてるから」「よし、今度もっともウマい米、持ってきてやるから」「やーめーてー」などと話してる私は、もう東京での精神科臨床一本の生活には戻れないことはたしかだ。

それでいいのか?

きっと、それでいいのだ。

本書のもとになった文章は、星和書店メールマガジン『こころのマガジン』に連載されたものだ。また季刊誌『精神医療』に連載中のコラムも一部、下敷きとして使った。それらに加筆修正する作業は、しばらくの期間、穂別の夜の楽しみとなった。星和書店の連載や今回の単行本化でお世話になった編集部の桜岡さおりさん、大橋拓也さんには心から感謝したい。

そして最後に言っておきたいのだが、全国の精神科医たちは私などよりよほど〝ちゃんとしたお医者さん〟だ。身体疾患の診断や救急対応にも長《た》けている人がたくさんいる。これはあくまで聴診器の使い方ひとつまともにできなかった私の奮闘記であることを強調して、診療所の食堂に夕ご飯を食べに行くとしよう。隔日の当直の夜に供される食事も、いまの私の大きな楽しみのひとつなのである。

3回目の穂別での夏が待ち遠しい夜に

香山リカ

本書は、星和書店のメールマガジン「こころのマガジン」で２０２２年９月から２０２４年５月まで掲載された連載コラム「精神科医はへき地医療で〝使いもの〟になるか？」をもとに加筆・修正されたものです。

著者

香山リカ（かやま　りか）

1960年、北海道札幌市生まれ。東京医科大学卒業。卒業後は精神科医として臨床に携わりながら、帝塚山学院大学教授、立教大学教授などを歴任。精神医学のほか幅広いジャンルで執筆活動を行い、多数の著書がある。2022年4月からむかわ町国民健康保険穂別診療所副所長となり、総合診療医としてへき地医療に携わる。近著に『61歳で大学教授やめて、北海道で「へき地のお医者さん」はじめました』（集英社）がある。

精神科医はへき地医療で〝使いもの〟になるのか？

2024年7月17日　初版第1刷発行

著　者　香山リカ
発行者　石澤雄司
発行所　株式会社 星和書店
〒168-0074　東京都杉並区上高井戸1-2-5
電話　03（3329）0031（営業部）／03（3329）0033（編集部）
FAX　03（5374）7186（営業部）／03（5374）7185（編集部）
http://www.seiwa-pb.co.jp
印刷・製本　中央精版印刷株式会社

　ISBN978-4-7911-1139-8